AF548882

Technische Universität München
TUM School of Medicine and Health

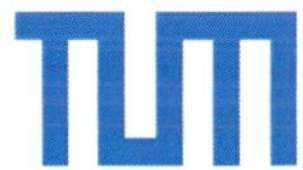

# Rekonstruktion von Pulmonalarterien mit Patch bei Patienten mit angeborenem Herzfehler – Einfluss von Patchmaterial auf die Reinterventionsrate

Tim, Hildebrandt

Vollständiger Abdruck der TUM School of Medicine and Health der Technischen Universität München zur Erlangung eines

Doktors der Medizin (Dr. med.)

genehmigten Dissertation.

Vorsitz: Prof. Dr. Susanne Kossatz

Prüfer*innen der Dissertation:

1. Priv.-Doz. Dr. Julie Cleuziou
2. apl. Prof. Dr. Christian Kupatt-Jeremias

Die Dissertation wurde am 01.06.2023 bei der Technischen Universität München eingereicht und durch die Fakultät für Medizin am 30.09.2023 angenommen.

# 1 Inhaltsverzeichnis

# 2 Abkürzungsverzeichnis

| Abb. | Abbildung |
|---|---|
| AP | Autologes Perikard |
| BP | Bovines Perikard |
| EP | Equines Perikard |
| RV | Rechter Ventrikel |
| LV | Linker Ventrikel |
| PV | Pulmonalklappe |
| AS | Arteria subclavia |
| PA | Pulmonalarterie |
| MPA | Pulmonalisstamm |
| RVOT | Rechtsventrikulärer Ausflusstrakt |
| PV | Pulmonalklappe |
| TOF | Fallot Tetralogie |
| DORV | „Double outlet right ventricle“ |
| RVOTO | Rechtsventrikuläre Ausflusstraktobstruktion |
| LVOTO | Linksventrikuläre Ausflusstraktobstruktion |
| TGA | Transposition der großen Arterien |
| VSD | Ventrikelseptumdefekt |
| PAIVS | Pulmonalatresie mit intaktem Ventrikelseptum |
| DCRV | „Double Chambered Right Ventricle“ |

| | |
|---|---|
| PS | Pulmonalstenose |
| MAPCA | Multiple Aortopulmonale Kollateralen |
| RVH | Rechtsherzhypertrophie |
| LVH | Linksherzhypertrophie |
| PAVSD | Pulmonalatresie mit Ventrikelseptumdefekt |
| HI | Herzinsuffizienz |
| PI | Pulmonalklappeninsuffizienz |
| mBTS | modifizierter Blalock-Taussig-Shunt |
| RFP | Radiofrequenzperforation |
| ASO | Arterielle Switch Operation |
| TAP | Transannulärer Patch |
| ePTFE | Expandiertes Polytetrafluorethylen |
| GA | Glutaraldehyd |
| mm | Millimeter |
| mmHg | Millimeter Quecksilbersäule |

# 3 Abbildungsverzeichnis

# 4 Einleitung

Die Gesamtprävalenz angeborener Herzfehler beträgt in Deutschland 1,1%, wovon die angeborenen Herzvitien mit vermindertem Lungenfluss insbesondere die Fallot-Tetralogie (TOF) mit 2,5%, die Pulmonalatresie mit und ohne Ventrikelseptumdefekt (PAVSD) mit 0,6% und der Double Outlet Right Ventricle (DORV) mit 1%, zu häufigsten zyanotischen Herzvitien gehören. Therapeutisches Ziel der Vitien ist in der Regel die anatomische Korrektur (Lindinger et al., 2010; Romano et al., 2007).

Zur Oxygenierung des venösen Blutes muss die rechte Herzhälfte das sauerstoffarme Blut in den Lungenkreislauf pumpen. Da der pulmonalarterielle Druck beim Gesunden mit weniger als 25mmHg niedrig ist (Kovacs et al., 2009), passiert dies im Normalfall ohne größere Kraftanstrengung der rechten Herzkammer (RV). Bei einer Obstruktion des rechtsventrikulären Ausflusstrakts (RVOTO) kann es bereits frühzeitig zu lebensbedrohlichen hypoxämischen Anfällen des Neugeborenen kommen, was unter anderem ein frühzeitiges medikamentöses, interventionelles und/oder chirurgisches Eingreifen erfordert. Im ausgeprägtesten Fall liegt ein kompletter Verschluss der Pulmonalarterie (PA) vor, wobei die Neugeborenen nur überleben können, solange die zusätzliche fetale Verbindung - der Ductus arteriosus - zwischen PA und Aorta offenbleibt. Der Lungenkreislauf kann nur über den Ductus gespeist werden, welcher sich jedoch postnatal sukzessiv verschließt, was ohne zeitnahe Intervention einen letalen Ausgang nach sich führen würde. Darüber hinaus führt der erhöhte pulmonalarterielle Widerstand zu einer Druckbelastung des RV, der auf diesen Reiz hin mit einer Vergrößerung seiner muskulären Masse reagiert: Es kommt zu einer unphysiologischen Rechtsherzhypertrophie (RVH), die im späteren Verlauf in einer Herzinsuffizienz (HI) münden kann (Kohler et al., 2013).

Ein chirurgischer Eingriff wird in der Regel innerhalb des 1. Lebensjahres durchgeführt (C. Schmid, 2009). Wobei zwischen einer palliativen und korrigierenden chirurgischen Therapie unterschieden wird: Bei der Palliation wird zur Verbesserung der peripheren Sauerstoffversorgung eine artifizielle Verbindung zwischen großem und kleinem Kreislauf hergestellt. Bei der Korrektur wird der VSD verschlossen und die stenotische oder atretische Verbindung zwischen RV und PA rekonstruiert: Hier wird zur Erweiterung der pulmonalarteriellen Stenose beziehungsweise des RVOT der Einsatz eines Flickens, auch als Patch bezeichnet, notwendig (Pok & Jacot, 2011). Der Einsatz von biologischen oder künstlichen Patches bringt jedoch auch Nachteile mit sich. So kann es mitunter postoperativ zu Immunreaktionen, insbesondere bei Verwendung von nicht-autologen Materialien, und/oder Restenosen kommen, da die Materialien zum Beispiel kein eigenes

Größenwachstum aufweisen. Unterschiedliche Materialien besitzen dabei unterschiedliche physikalisch-chemische Eigenschaften, woraus sich andere Nebenwirkungsprofile, kurz- oder langfristig, ergeben können. Je nach Art und Schweregrad dieser postoperativen Nebenwirkungen werden Revisionen im Verlauf notwendig. Da es zurzeit keine Empfehlungen gibt, wann welches Material am ehesten zum Einsatz kommen sollte, könnte eine Analyse der Reinterventions- oder Reoperationsrate nach Patchaugmentation des RVOT die Auswahl eines geeigneten Materials – basierend auf Daten - in Zukunft vereinfachen.

# 5 Grundlagen

## 5.1 Angeborene Herzfehler mit vermindertem Lungenfluss

### 5.1.1 Anatomie des rechtsventrikulären Ausflusstrakts

Der RVOT ist eine trichterförmige (infundibuläre) Erweiterung des RV. Es stellt die Verbindung zwischen RV und PA her und befindet sich zwischen der Crista supraventricularis und der Pulmonalklappe (PV). Die Krümmung des Ventrikelseptums sorgt dafür, dass der rechtsventrikuläre Ausflusstrakt anterior-superior über dem linksventrikulären Ausflusstrakt (LVOT) zum Liegen kommt. Dies führt zur charakteristischen Crossover-Beziehung der beiden Ausflusstrakte (Ho & Nihoyannopoulos, 2006). Folgende anatomische Landmarken kennzeichnen den RVOT: Zum einen das pulmonale Infundibulum, der sogenannte Konus, der als muskuläre Struktur die Pulmonalklappe unterstützt. Zum anderen die Crista supraventricularis, die als prominenter Muskelwulst den Einfluss- vom Ausflusstrakt des rechten Ventrikels trennt. Des Weiteren durch die Trabecula septomarginalis, die wiederum in einen antero-superioren und einen infero-posterioren Schenkel unterteilt werden kann. Sie erstreckt sich als bälkchenförmiges Herzmuskelgewebe bis zum Apex des rechten Ventrikels, wo sie sich in das Moderatorband und in den anterioren Papillarmuskel sowie in weitere Trabekel verzweigt (siehe Abbildung 1). Bei Hypertrophie desselben Muskelbälkchens kann ein sogenannter „Double Chambered Right Ventricle“ (DRCV) entstehen.

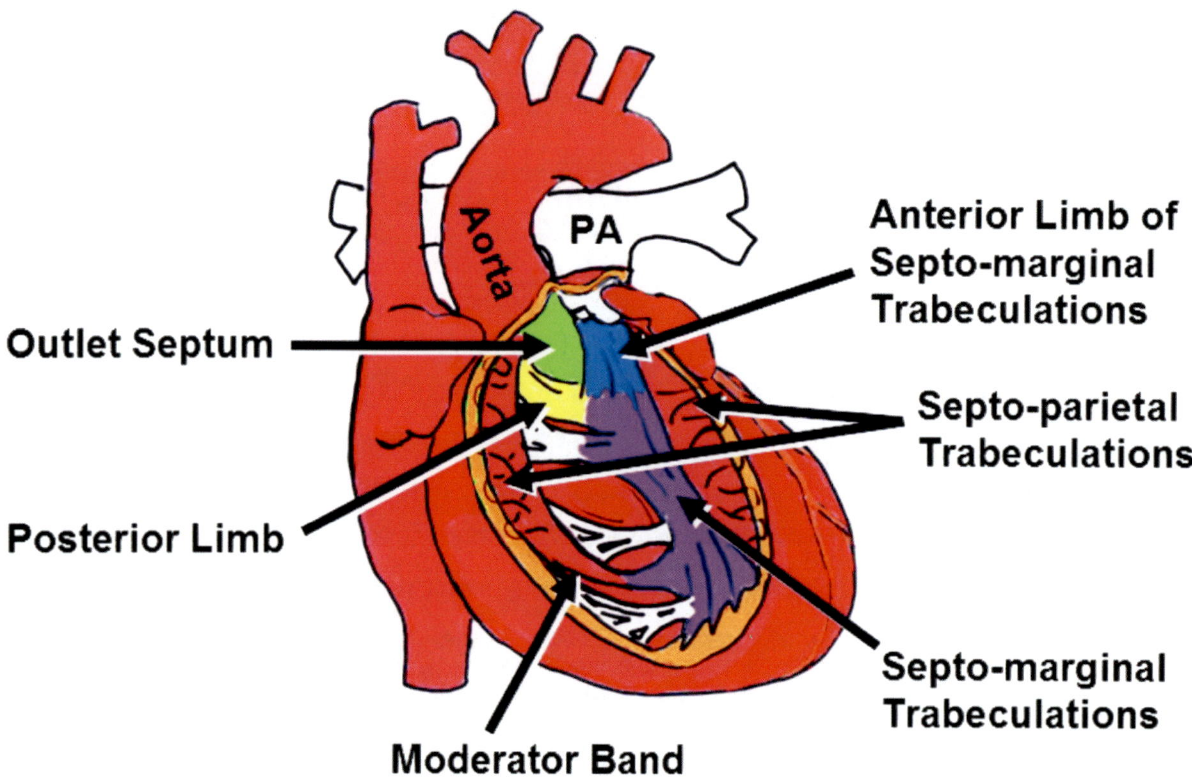


**Abbildung 1: Anatomie des RVOT. Übersetzung: „Outlet Septum“ = Auslass-Septum, „Trabeculations“ = Trabekel, „Limb“ = Schenkel (Bashore (2007)).**

Komplettiert wird der RVOT noch durch den medialen Papillarmuskel und schließlich durch die Pulmonalklappe, in die der RVOT mündet. Dabei ist erwähnenswert, dass die Muskulatur des subpulmonalen Infundibulums die PV über das Ventrikelseptum anhebt und so die PV als die am kranial gelegenste Herzklappe positioniert (Saremi et al., 2013).

Obstruktionen des RVOT können auf unterschiedlichen anatomischen Ebenen auftreten: Subinfundibulär, infundibulär, valvulär und supravalvulär (Baumgartner & De Backer, 2020).

Subinfundibuläre Stenosen, wie beispielsweise der DCRV, entstehen durch ein vergrößertes Muskelband, welches den RV in zwei Kammern unterteilt: In einen hypertrophierten Hochdruck-Einflusstrakt und in einen nicht hypertrophierten, nichtobstruierten Ausflusstrakt. Die muskuläre intraventrikuläre Obstruktion befindet sich am Übergang zum Infundibulum. Der DCRV wird nur selten isoliert diagnostiziert und ist zumeist mit einem perimembranösen VSD assoziiert (Romano et al., 2007).

Infundibuläre Stenosen sind meist das Resultat vorbestehender angeborener Herzerkrankungen; unter anderem im Rahmen eines TOF, eines VSD oder sekundär als Folge einer Pulmonalklappenstenose (Baumgartner & De Backer, 2020).

Valvuläre PS kommen in der Regel als isolierte Läsion vor und sind relativ häufig, mit circa 7% aller Patienten mit angeborenen Herzerkrankungen. Die isolierte PS ist der am zweithäufigste vorkommende angeborene Herzfehler. Mit 80-90% nimmt sie den Großteil unter den Herzfehlern ein, die eine RVOTO verursachen (Kochav, 2018).

Die supravalvuläre Obstruktion oder PS wird durch eine Verengung des Hauptstammes der PA, an der Bifurkation oder – weiter peripher – aufgrund einer Verengung der abgehenden Gefäßäste verursacht. Obstruktionen in diesen Bereichen sind selten isoliert zu finden und treten gehäuft im Zusammenhang mit anderen angeborenen Herzfehlern, wie dem TOF oder dem Noonan-Syndrom auf. Eine Stenose über 50% des Gefäßdurchmessers wird als signifikant bezeichnet und führt in aller Regel zu einer Hypertonie in den proximaleren Abschnitten (Baumgartner & De Backer, 2020).

Im Folgenden werden die einzelnen mit einem verminderten Lungenfluss assoziierten angeborenen Herzfehler besprochen.

## 5.1.2 Fallot'sche Tetralogie

Die TOF tritt bei 3 von 10.000 Lebendgeburten auf. Sie ist die häufigste Ursache einer zyanotischen Herzerkrankung bei Patienten jenseits des Neugeborenenalters und macht bis zu ein Zehntel aller angeborenen Herzfehler aus (Ferencz et al., 1989)

Die TOF bezeichnet eine angeborene Malformation, die sich aus einem VSD, einer RVOTO (infundibulär und/oder valvulär mit oder ohne supravalvulärer oder peripherer PS), eines "Überreitens" des Ventrikelseptums durch die Aortenwurzel sowie einer konsekutiven RV Hypertrophie zusammensetzt (Apitz et al., 2009). Die embryologische Entwicklungsursache ist eine Verlagerung des rechtsventrikulären infundibulären Outlet-Septums nach antero-suporior wie in Abbildung 2 abgebildet (Kochav, 2018).

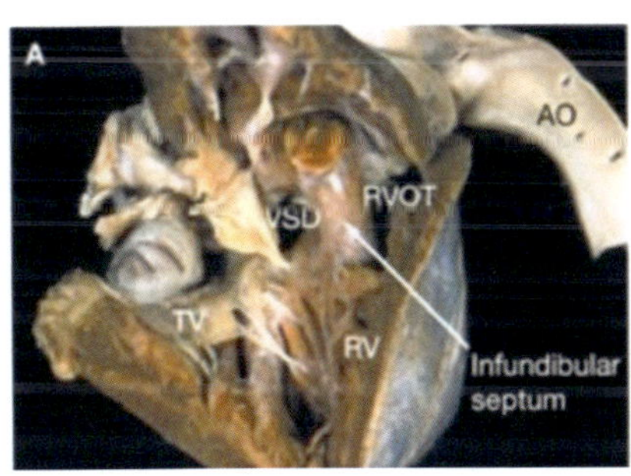


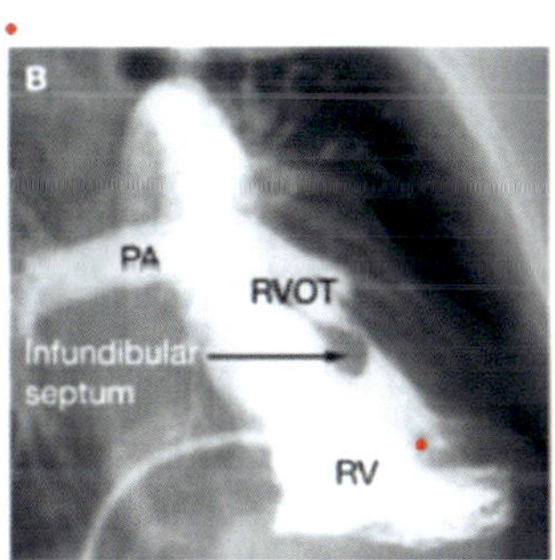


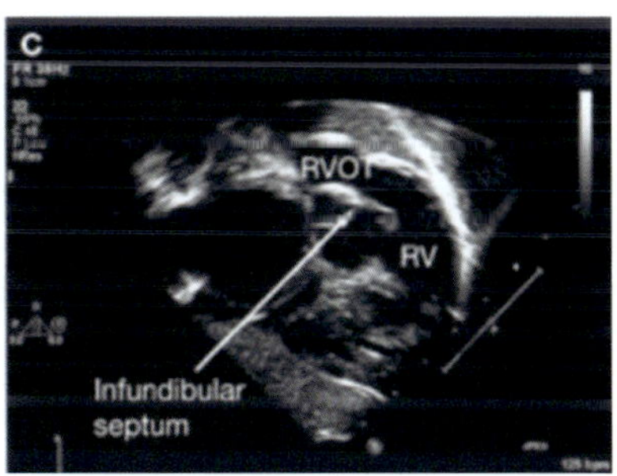


**Abbildung 2: Veränderte Anatomie des RVOT bei TOF mit Verlagerung des infundibulären Septums nach anterior und linksseitig (Karamlou et al., 2006).**

Die abnorme Morphologie des septo-parietalen Trabekelwerks, das den subpulmonalen Ausflusstrakt umgibt, ist für die charakteristischen Eigenschaften der TOF verantwortlich. Letztendlich wird der Grad der RVOTO aus dem verlagerten Outlet Septum sowie dem abnormen Trabekelwerk bestimmt (Apitz et al., 2009). Dieser, aus diesen beiden Strukturen – Trabecula septomarginalis und das deviierte Konus-Infundibulum-Septum –, gebildete Muskelring wird als Os infundibuli bezeichnet und stellt beim TOF die entscheidende Engstelle dar.

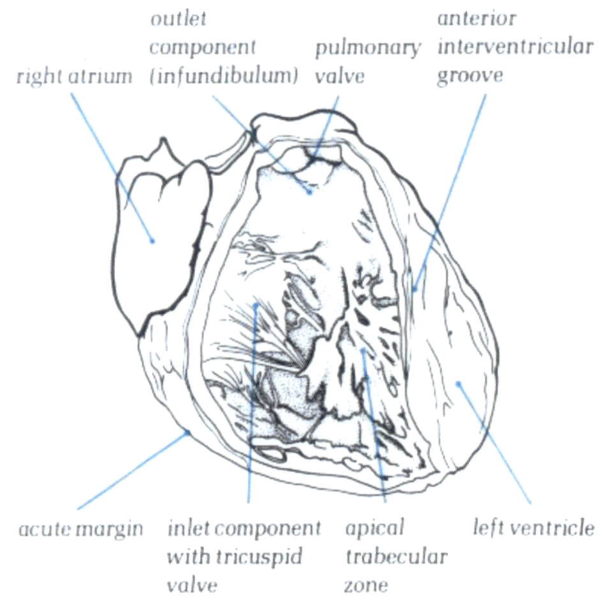


**Abbildung 3: Schematische Ausdehnung des rechten Ventrikels** (“right atrium” = rechter Vorhof, „outlet component (infundibulum)“ = Infundibulum, „pulmonary valve“ = Pulmonalklappe, „anterior interventricular groove“ = interventrikulärer Sulkus, “acute margin” = anteroinferiorer Rand des Herzens, “inlet component with tricuspid valve” = Einflusstrakt mit Trikuspidalklappe, “left ventricle” = linker Ventrikel) (Quelle: http://www.rjmatthewsmd.com/Definitions/anatomy_ofthe_heart.htm)

Während der Muskelring beim Neugeborenen mit TOF noch weit ist, nimmt der Durchmesser dieser Engstelle aufgrund der zunehmenden druckbedingten infundibulären Muskelhypertrophie stetig ab. Da das Muskelbündel zudem eine dynamische Komponente im Sinne einer Hyperkontraktilität aufweist, kommt es zu den beim TOF beispielhaften hypoxämischen Krisen (Ziemer, 2010).

Die Bandbreite der abnormen Anatomie reicht von minimaler Verlagerung der Aorta und unwesentlicher PS bis hin zu 95%iger Überreitung durch die Aorta und offener PA (Bashore,

2007). Außerdem kann die PV komplett fehlen und es können atrioventrikuläre Septumdefekte, PS und PA mit Multiple aortopulmonale Kollaterale (MAPCA) auftreten (Karamlou et al., 2006).

Klinisch präsentieren sich die Patienten frühzeitig mit einem Herzgeräusch sowie einer progressiven Zyanose. Das Ausmaß der Zyanose wird hauptsächlich durch den Schweregrad der RVOTO bestimmt. Bei geringer RVOTO besteht eine nur minimale Zyanose, weil der VSD-Shunt primär eine Links-Rechts Richtung aufweist (Bashore, 2007).

Die TOF ist eine progressive Krankheit: Unoperierte Patienten versterben in über 95% der Fälle noch vor dem 40. Lebensjahr (Baumgartner & De Backer, 2020).

Die frühe Behandlung umfasst sowohl chirurgische als auch interventionelle palliative Maßnahmen zur Erhöhung des pulmonalen Blutflusses. Zu den chirurgischen Maßnahmen gehört der modifizierte Blalock-Taussig-Shunt (mBTS), bei dem eine Interpositions-Prothese, aus Polytetrafluorethylen (PTFE) bestehend, zwischen der AS und der PA implantiert wird. Zu den interventionellen Methoden gehört der Ductus Stent und der RVOT Stent, die über einen Katheter in den Bereich der Stenose eingebracht und expandiert werden können.

In der Regel kommen palliative Maßnahmen bei der TOF nur bei Ausnahmen wie einer Ductus-abhängigen Lungenperfusion oder hypoplastischen Pulmonalarterienäste zum Einsatz und es wird eine primäre Korrektur angestrebt (Ziemer, 2010).

Die Indikation zur korrigierenden Operation stellt bereits die Diagnose einer TOF, wobei das beste Alter bei asymptomatischen und leicht symptomatischen Kindern für eine elektive chirurgische Korrektur der TOF zwischen 3 und 6 Monaten liegt (Martins et al., 2018).

Die Korrektur besteht aus dem Verschluss des VSD und einer Entlastung der RVOTO mit Resektion des Infundibulums sowie, wenn nötig einer Pulmonalklappen-Valvulotomie. Bei Hypoplasie oder Stenose des Pulmonalisstamms ist eine Patchaugmentation notwendig. Bei Hypoplasie des Pulmonalklappenrings wird die Patchaugmentation des Pulmonalisstamms über den Klappenring fortgeführt, sodass eine transannuläre Patch Erweiterung entsteht (Baumgartner & De Backer, 2020). Die primäre Korrektur ist heute ein standardisiertes Verfahren mit einer perioperativen Sterblichkeit von unter 1% (Reddy et al., 1995). Die Langzeitergebnisse sind mit einer 35-Jahres-Überlebensrate von 85% vielversprechend (Murphy et al., 1993).

Obwohl die Korrektur der TOF exzellente Ergebnisse erzielt, kann sie unterschiedliche hämodynamische Nebenwirkungen verursachen. Zu den Rechtsherzkomplikationen gehören eine mehr oder weniger ausgeprägte PI, Arrhythmien, Trikuspidalklappeninsuffzienz und Rest-

Stenosen im Bereich des RVOT. Zu den Komplikationen des linken Herzens gehören die Aortenwurzelerweiterung sowie Aortenklappeninsuffizienz im Langzeitverlauf (Karamlou et al., 2006). Eine PA-Stenose kann durch Ballondilatation, Stenting oder chirurgische PA-Rekonstruktion behoben werden. 1 % bis 7 % der Patienten benötigen eine PA-Dilatation oder ein Stent im Follow-Up nach der Korrektur Operation (Median von 5,8 bis 36 Jahren). Eine chirurgische Entlastung des RVOT und PA-Plastiken wird bei circa 1 bis 5 % der Patienten notwendig (van der Ven et al., 2019)

Die frühzeitige Korrektur im Alter von 3-6 Monaten ist nichtsdestotrotz mit hervorragenden Früh- sowie Langzeitergebnissen, niedrigen Reoperations- und Reinterventionsraten sowie im Allgemeinen einer geringen Inzidenz signifikanter rechtsventrikulärer Dysfunktionen verbunden (Bakhtiary et al., 2013).

### 5.1.3 Pulmonalstenose

Die Pulmonalstenosen (PS) werden anatomisch unterteilt in eine valvuläre, sub- und supravalvuläre Stenosen (Snellen et al., 1968).

Des Weiteren wird die valvuläre PS klinisch-morphologisch in weitere 3 Entitäten unterteilt: Zum einen in die mit klassisch-gewölbten Klappen, die zwar durch eine kleine zentrale Öffnungsfläche mit teilweise fusionierten Kommissuren gekennzeichnet sind, jedoch noch eine erhaltene Beweglichkeit der Klappen aufweisen, und zum anderen in die valvuläre PS mit dysplastischen Klappensegeln, die myxomatös verdickt und wenig beweglich sind, wobei der Klappenring sowie der RVOT dabei zusätzlich hypoplastisch sein können. Und zuletzt in die uni- oder bikuspide valvuläre PS (Bashore, 2007), die mit dem TOF assoziiert sind (Linde et al., 1973).

Subvalvuläre PS zeigen eine Obstruktion im Bereich des Infundibulums. Primär kann für die fibromuskuläre Stenose in diesem Bereich eine TOF oder ein DCRV verantwortlich sein. Sekundär kann sich eine subvalvuläre Stenose durch Druckhypertrophie aufgrund einer valvulären Stenose entwickeln.

Supravalvuläre PS sind funktionelle Stenosen der Pulmonalarterien, die am Hauptstamm, an der Bifurkation oder distal davon eine Obstruktion darstellen. Die peripheren PS treten häufig gemeinsam mit angeborenen strukturellen Herzfehlern wie mit der TOF, VSD, ASD oder dem persistierenden Ductus Arteriosus Botalli auf. Eine Einteilung über den Schweregrad der Stenose kann anhand des Druckgradienten beziehungsweise der Flussgeschwindigkeit erfolgen (Heaton & Kyriakopoulos, 2020).

Eine chirurgische Intervention ist für hochgradige valvuläre Stenosen mit hypoplastischem Annulus, sub- oder supravalvulärer Stenose indiziert (Heaton & Kyriakopoulos, 2020). Bei Patienten mit dysplastischer Klappe, Hypoplasie des Klappenrings oder des Pulmonalisstamms ist meist eine Augmentation mittels einer Patchplastik notwendig.

### 5.1.4 Pulmonalatresie mit Ventrikelseptumdefekt

Die Pulmonalatresie mit VSD (PAVSD) entspricht anatomisch im Wesentlichen einer TOF, jedoch ist die Pulmonalklappe atretisch (Baumgartner & De Backer, 2020). Der typische, durch eine anteriore Verschiebung des Konusseptums verursachte „Malalignment" VSD ist wie bei der TOF vorhanden (Tchervenkov & Roy, 2000). Allerdings ist bei der PAVSD, meist der PA-Stamm normal ausgebildet und nicht hypoplastisch. Weiteres Unterscheidungsmerkmal der PAVSD ist das Vorkommen von MAPCAs. Ob es sich um eine eigene Entität handelt oder um eine schwere Ausprägungsform der TOF ist, wird immer noch diskutiert. Das klinische Erscheinungsbild und die Therapie werden dadurch bestimmt, wie ausgeprägt die Lungenarterien beteiligt sind. Bei Atresie ist das Überleben vom Vorhandensein eines Rechts-Links-Shunts abhängig, Neugeborene haben eine „Ductus-abhängige" Lungenperfusion und brauchen postpartal eine palliative Therapie zur Aufrechterhaltung der Lungenperfusion (Sana & Ahmed, 2020).

### 5.1.5 Pulmonalatresie mit intaktem Ventrikelseptum

Die Pulmonalatresie mit intaktem VS (PAIVS) ist sehr selten und macht weniger als 1% aller angeborenen Herzfehler aus. Man unterscheidet die membranöse von der muskulären Atresie der Pulmonalklappe (Gorla & Singh, 2020). Diese Anomalie geht mit einem hypoplastischen RV einher, wobei das Ausmaß der Hypoplasie variiert (siehe Abbildung 1) (Ziemer, 2010).

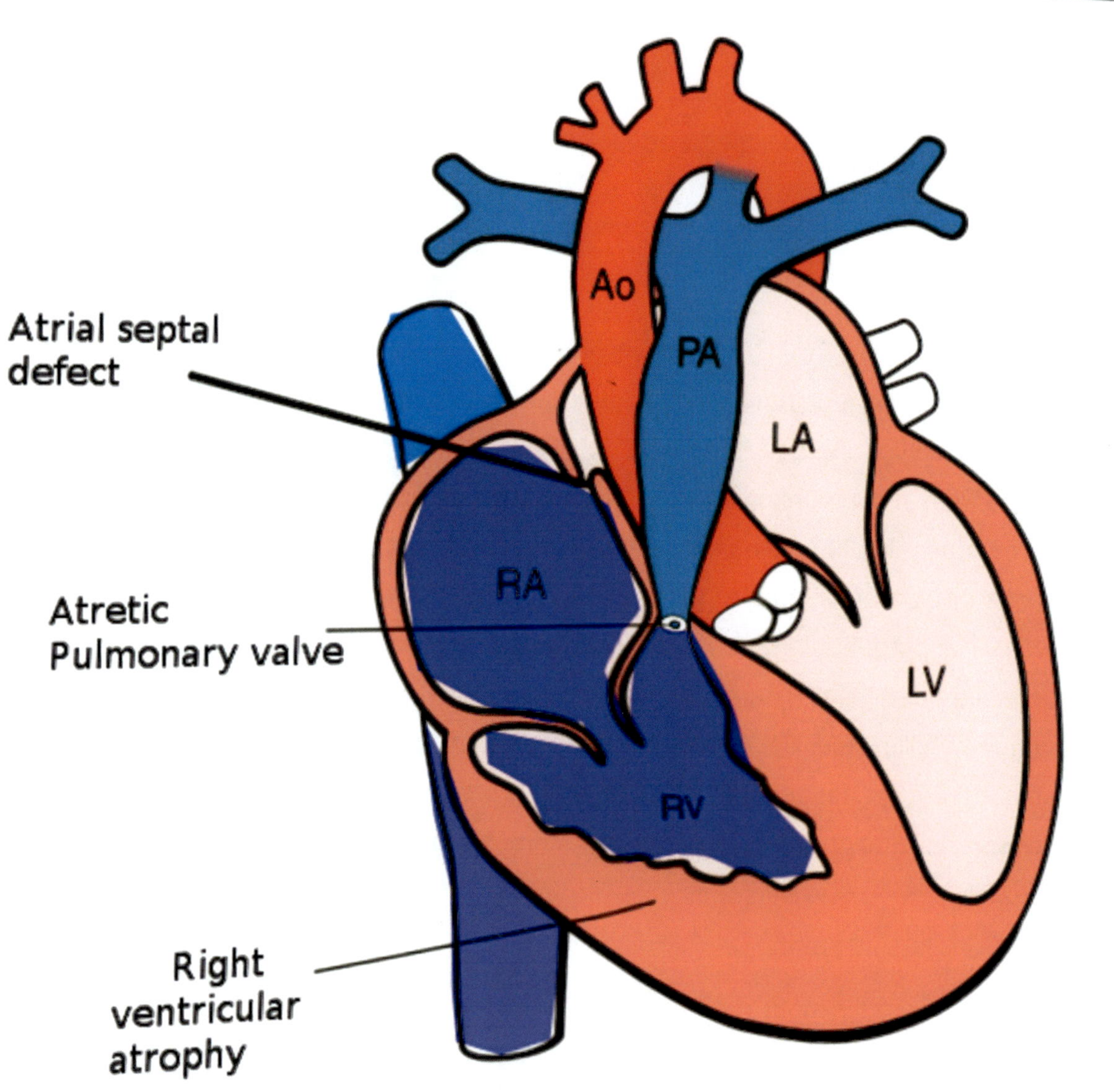


**Abbildung 4: PA mit intaktem VS. „Atretic Pulmonary Valve" = atretische PV, Rright ventricular atrophy" = hypoplastischer RV** (Quelle: Gorla SR, Singh AP. Pulmonary Atresia With Intact Ventricular Septum. [Updated 2022 Sep 19]. In: StatPearls [Internet]. Treasure Island (FL): StatPearls Publishing; 2023 Jan-).

Der Ductus arteriosus gewährleistet bei den Neugeborenen bei der PAIVS – wie auch bei der PAVSD – als einzige Struktur die Durchblutung der Lunge: Er muss daher präoperativ mittels Prostaglandininfusion offen gehalten werden (Ziemer, 2010). Gegebenenfalls sind zusätzliche palliative Interventionen, wie eine Radiofrequenzperforation und anschließender Ballondilatation oder chirurgische Eingriffe vor der primären Korrektur von Nöten. Die Indikation zur korrigierenden Operation ist aufgrund der beschriebenen Problematik unmittelbar gegeben (C. Schmid, 2009).

## 5.1.6 Double Outlet Right Ventricle

Der „Double Outlet Right Ventricle“ (DORV) ist derart definiert, dass durch Malposition die PA und die Aorta zu jeweils 100% oder zumindest zum überwiegenden Anteil aus dem RV entspringen. Dadurch besitzen beide großen Gefäße eine ventrikuloarterielle Verbindung zum RV. Die interventrikuläre Verbindung zwischen dem LV und RV wird in der Mehrzahl der Fälle durch einen VSD ermöglicht (Mahle et al., 2008).

Bei 100% Malposition beider Gefäße ist die interventrikuläre Kommunikation der einzige Drainageort für den LV; wobei die PA oder die Aorta über dem Defekt reitet. Das morphologische Spektrum des DORV umfasst Läsionen von der TOF bis hin zu Anomalien mit univentrikulärem Herzen.

Das klinische Bild ist unter anderem von der Position des VSDs in Relation zu den fehlpositionierten Gefäßen, dem Outletseptum und von etwaigen subvalvulären und/oder valvulären Stenosen abhängig. Patienten mit einem subaortalen VSD ähneln am meisten denen mit TOF. Der Grad der subpulmonalen oder valvulären Stenose bestimmt, ob die Lunge vor dem VSD-Fluss geschützt ist und wie stark die Zyanose ausgeprägt ist (Bashore, 2007).

Es gibt unterschiedliche Klassifikationssysteme zur Einteilung des DORV, die im Wesentlichen die Position des VSD in Relation zu den Abgängen der PA und Aorta sowie das Vorhandensein einer subpulmonalen Obstruktion berücksichtigen. Außerdem kann ein DORV zusätzlich weitere Herzfehler aufweisen (Bertram H., 2013).

Ein neueres Klassifizierungssystem definiert vier Typen des DORV nach klinischer Präsentation sowie nach dem chirurgischen Vorgehen: Ein VSD-Typ (24%), TOF-Typ (36%), TGA-Typ (Taussig-Bing Anomalie) (18%), und DORV ohne VSD (22%). Je nach Typ kommen beim DORV unterschiedliche Operationsmethoden zum Einsatz (Saremi et al., 2013).

Ungeachtet des Klassifizierungssystems des DORV hängt die Therapiewahl prinzipiell von 3 Faktoren ab: Der relativen Position der beiden großen Arterien zueinander, der Beziehung zwischen den Arterien und dem VSD, sowie dem Vorhandensein oder Nichtvorhandensein einer RVOTO (Pang et al., 2017).

## 5.1.7 Truncus arteriosus communis

Der Truncus arteriosus communis (TAC) ist mit einer Prävalenz von 1,4% bis 2,8% eine der seltenen angeborenen Herzerkrankungen. Bei dieser zuerst von Wilson 1798 beschriebenen Anomalie entspringt ein einzelnes arterielles Gefäß, der Truncus, aus dem Herzen und versorgt alleinig den systemischen, pulmonalen und koronaren Kreislauf (Kalavrouziotis et al., 2006). Der TAC ist, neben dem VSD, auch mit anderen Herzerkrankungen wie einem unterbrochenen Aortenbogen, einer Truncusklappenstenose und/oder einer Hypoplasie der PA assoziiert (Alamri et al., 2020).Anhand der Klassifikation von Van Praagh lässt sich der Truncus arteriosus je nach Abgang der Gefäße in 4 Typen einteilen (Van Praagh, 1987). Der TAC stellt die Indikation zur Korrekturoperation. Die klinischen Symptome treten kurz nach Geburt durch den Abfall des pulmonalvaskulären Widerstandes auf: Es entwickelt sich eine Herzinsuffizienz (HI) bei pulmonaler Überzirkulation. Ohne chirurgische Therapie würden innerhalb des ersten Jahres 80% der Patienten mit TAC versterben (Kalavrouziotis et al., 2006). Die Korrektur wird daher bereits in der zweiten bis vierten Lebenswoche durchgeführt.

### 5.1.8 Transposition der großen Arterien

Die Transposition der großen Arterien (TGA) ist verantwortlich für circa 5% aller angeborenen Herzfehler und ist durch eine ventrikuloarterielle Diskordanz gekennzeichnet: Aus dem LV entspringt die PA und aus dem RV die Aorta; eine AV Konkordanz ist vorhanden. Wenn keine signifikanten zusätzlichen kardialen Läsionen vorhanden sind, spricht man von einer einfachen TGA (Baumgartner & De Backer, 2020).

Die TGA schließt mehrere Krankheitsbilder ein: Am häufigsten ist die Dextro-TGA, bei der die Aorta rechts und vor der PA liegt. Eine Assoziation mit anderen kardialen Fehlbildungen wie einem VSD und LVOTO ist häufig und bestimmt den Zeitpunkt und die klinische Symptomatik, welche aus Zyanose mit oder ohne Herzversagen besteht (Martins & Castela, 2008).

Neugeborene sind nur überlebensfähig, wenn ein Links-Rechts-Shunt vorhanden ist, daher ist bei einer TGA eine operative Korrektur beim Neugeborenen indiziert. Präoperativ ist bei Patienten eine Ballonatrioseptostomie - ein sogenanntes Rashkind-Manöver - notwendig, wenn der PDA keine ausreichende Oxygenierung des Blutes ermöglicht. In der Regel wird zur Korrektur eine arterielle Switch Operation (ASO) durchgeführt, wobei die großen Gefäße und die Koronararterien umimplantiert werden, sodass der LV seiner eigentlichen Aufgabe, den Systemkreislauf zu versorgen, nachkommen kann. Diese Operationstechnik wird seit den 1980er Jahren bevorzugt durchgeführt. Die am häufigsten beobachteten Komplikationen nach der ASO sind PS, Koronararterienstenose und neoaortale Insuffizienz (Kirzner et al., 2018).

## 5.2 Therapiemöglichkeiten

Die Therapie der angeborenen Herzfehler mit vermindertem Lungenfluss besteht darin, die Perfusion der Lunge zu verbessern.

### 5.2.1 Medikamentöse Therapie

Die medikamentöse Therapie bei RVOTO dient im Wesentlichen dazu Zeit bis zur Intervention oder Operation zu gewinnen. Prostaglandin E1 ist in der Lage den Ductus arteriosus bei Neugeborenen offen zu halten, was bei ductusabhängiger Lungenperfusion lebensrettend ist. Zu den ductusabhängigen Läsionen mit vermindertem Lungenfluss gehören die PAIVS, TOF mit PA, und die TGA mit intaktem Ventrikelseptum (IVS). Daneben können Variationen dieser Defekte und andere wie zum Beispiel die hochgradige PS angesehen werden. Die pharmakologische Offenhaltung des Ductus ist jedoch zeitlich limitiert und mit schwerwiegenden Nebenwirkungen wie Apnoe verbunden (Akkinapally et al., 2018).

### 5.2.2 Interventionelle Therapie

#### 5.2.2.1 Perkutane Ballonvalvuloplastie

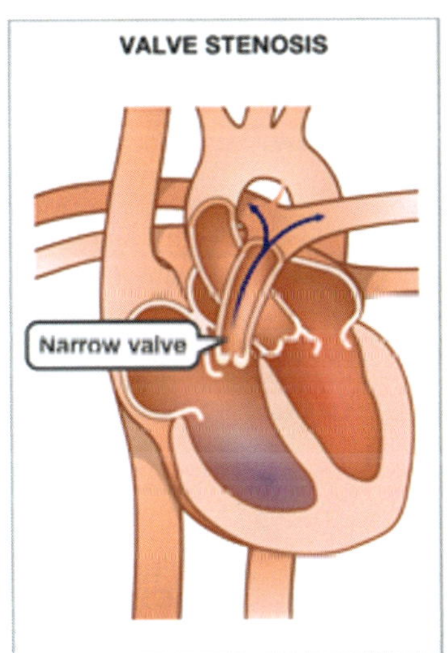


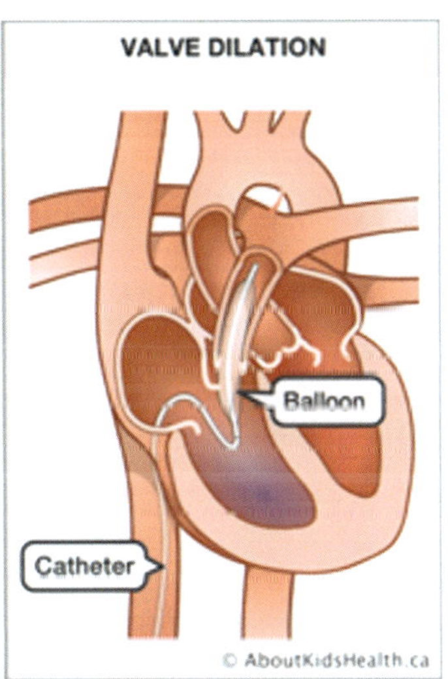


**Abbildung 5: Prinzip der perkutanen Ballonvalvuloplastie. „Valve" = Klappe – hier die PV, „Narrow valve" = verengte/schmale Klappe, „Balloon" = Ballon** (Quelle: https://www.aboutkidshealth.ca/article?contentid=1669&language=english# © 2004-2023 AboutKidsHealth)

Bei der perkutanen Ballonvalvuloplastie wird mittels eines an einem Katheter befindlichen Ballons eine Sprengung der Kommissuren der PV durchgeführt (Abbildung 5). Diese Intervention, die lediglich die Punktion eines venösen Gefäßes in der Leiste braucht, wird bei Patienten mit Pulmonalklappenstenose, insbesondere bei der PS mit den klassisch-gewölbten Klappen empfohlen (Warnes et al., 2008). Die ersten Berichte über den so erzielten Therapieerfolg bei PS erschienen bereits im Jahre 1982 (Kan et al., 1982). Die Behandlung der typischen PS mittels Ballonvalvuloplastie liefert im Langzeitverlauf gute Ergebnisse. Restenosen sind selten (4,8%), treten jedoch gehäuft, wie aufgrund der veränderten Morphologie zu erwarten, bei Patienten mit dysplastischer Klappenanatomie auf (Jarrar et al., 1999). Zu den Prädiktoren für eine Restenose gehört ein Ballon-Annulus-Verhältnis von 1,2 sowie ein unmittelbar postinterventioneller Gradient von größer als 30mmHg. Die Daten der Langzeitstudien zeigen zwar eine minimale Restenosenrate, jedoch eine signifikante Zunahme der Prävalenz pulmonaler Insuffizienzen (Rao, 2007).

#### 5.2.2.2 Ductus Stent

Der Ductus Arteriosus kann bei insuffizienter Offenhaltung durch Prostaglandine mittels eines Stents offengehalten werden. Der Ductus Stent ist weniger invasiv als eine palliativ-chirurgische Operation. Das duktale Stenting bei Neugeborenen mit Ductus-abhängiger Zirkulation hat sich als eine gute Alternative für die initiale Palliation komplexer angeborener Herzerkrankungen etabliert. Fortschritte in der Stent- und Kathetertechnologie, eine bessere Patientenselektion und -vorbereitung, ein optimaler interventioneller Zugang und die Überbrückung des kompletten Ductus haben die Ergebnisse deutlich verbessert (Boshoff et al., 2007).

Daten zu Letalität und Reinterventionsraten nach PDA-Stent-Implantation sind nur spärlich vorhanden, da das Verfahren relativ jung ist und insgesamt selten durchgeführt wird. In einer Handvoll kleinerer Studien lagen die berichteten Sterblichkeitsraten nach PDA-Stent zwischen 3,6 % und 31 % (Glatz et al., 2018).

#### 5.2.2.3 Radiofrequenzperforation

Die perkutane Radiofrequenzperforation (RFP) der PV wird zur Primärbehandlung bei Neugeborenen mit PA und PAIVS eingesetzt (Rathgeber et al., 2017). Hierbei wird mittels eines Katheters ein Loch in die obstruierte PV gebrannt und anschließend – wie bei der konventionellen Valvuloplastie – die Klappe mit Hilfe eines Ballons dilatiert.

## 5.2.3 Chirurgische Therapie

Bei der chirurgischen Therapie wird zwischen Palliation und Korrektur unterschieden.

### 5.2.3.1 Palliative chirurgische Therapie

#### 5.2.3.1.1 Systemisch-pulmonaler Shunt

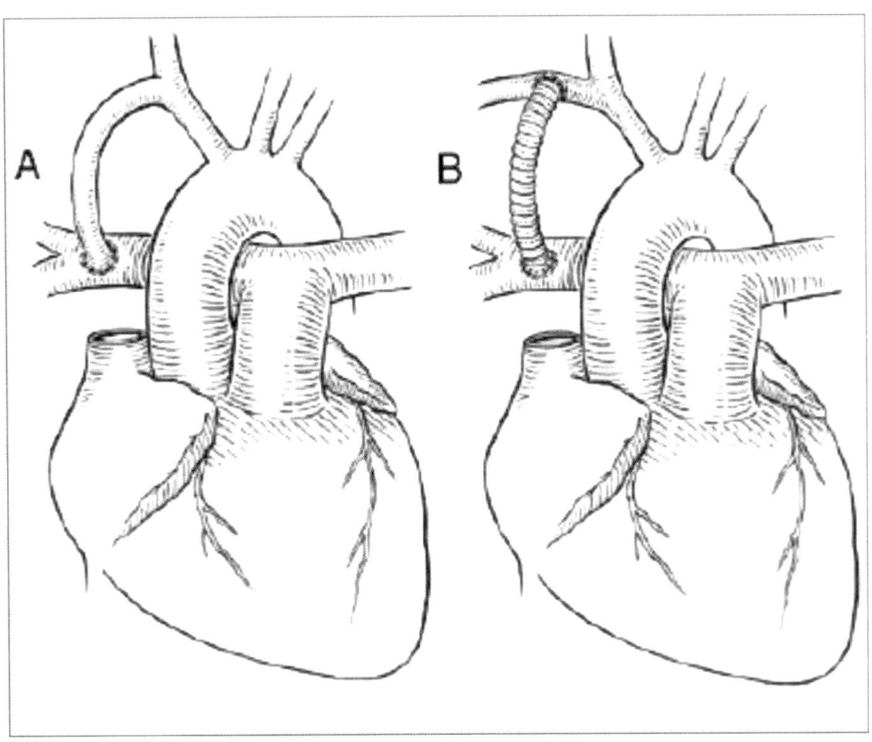


**Abbildung 6: A Klassischer BTS, B mBTS (https://en.wikipedia.org/wiki/Blalock%E2%80%93Taussig_shunt#/media/File:Blalock_shuntWiki.jpg).**

Der systemisch pulmonale Shunt gehört zu den palliativen Therapiemöglichkeiten einer RVOTO. Es ist ebenso wie die interventionelle Therapie in der Regel als überbrückende Therapieform bis zur definitiven korrigierenden Operation zu sehen (Bashore, 2007). Der klassische Blalock-Taussig-Shunt, bei dem die AS mit der PA anastomosiert wird (Abbildung 6), ging als eine der ersten Behandlungsmöglichkeiten der Zyanose Mitte des 20. Jahrhunderts in die Geschichte der Herzchirurgie ein (Ziemer, 2010). Heutzutage werden als Shuntverbindungen PTFE-Rohrprothesen verwendet, die je nach Typ, als sogenannter AP-Shunt zwischen Aorta ascendens und PA oder als (modifizierter) BTS (mBTS) zwischen Truncus brachiocephalicus und Pulmonalarterie anastomosiert werden (C. Schmid, 2009). Die Gesamtsterblichkeitsrate liegt bei 13,9% und es besteht ein 17,8%iges Risiko einer Shunt-

Reintervention (Vitanova et al., 2014).

#### 5.2.3.2 Korrigierende chirurgische Therapie

Für die jeweiligen oben angesprochenen Herzfehler existieren eine Vielzahl an Operationsmethoden, die je nach Anatomie patientenspezifisch zur Anwendung kommen (Kaza et al., 2009). Noch existierende Shuntverbindungen wie ein offener Ductus oder im Rahmen der Palliation angelegte Shunts, sowie VSD werden verschlossen. Mit dem Ziel die Obstruktion des RVOT zu beheben und die pulmonale Regurgitation zu kontrollieren wird dieser chirurgisch korrigiert (Yamamoto & Yamagishi, 2014).

##### 5.2.3.2.1 Patchaugmentation des RVOT

Eine Option den RVOT zu erweitern ist die Augmentation mittels eines Patches, der aus unterschiedlichen Materialien bestehen kann. Die Stelle, an die der Patch zum Einsatz kommt, ist abhängig von der zugrundeliegenden Herzerkrankung. Beim TOF kommt häufig ein TAP zur Anwendung (siehe Abbildung 7), da der Annulus hypoplastisch ist. Ist der Klappenring jedoch ausreichend weit, so ist es möglich das zugrundeliegende anatomische Gerüst und gegebenenfalls das der Klappe durch einen lediglich infundibulären (subvalvulären) Patch zu erhalten (Ziemer, 2010). Bei peripheren pulmonalarteriellen Stenosen wird der Patch weiter distal implantiert.

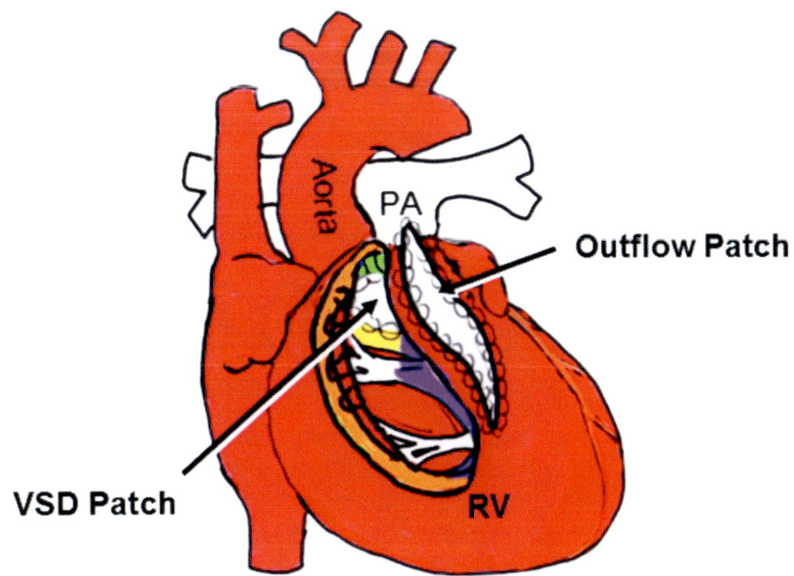


**Abbildung 7: Klassische RVOT-Patchaugmentation bei TOF (Quelle: (Bashore (2007)).**

5.2.3.2.2 Conduitimplantation

Wenn der RVOT stark verengt ist oder keine Verbindung zwischen dem RV und der Pulmonalarterie besteht, ist die Herstellung der Kontinuität zwischen dem RV und der Pulmonalarterie notwendig. Diese kann durch Implantation eines klappentragenden Conduits wiederhergestellt werden (Agasthi & Graziano, 2020). Diese Conduits sind in der Regel erforderlich, wenn Koronararterien den RVOT kreuzen und daher eine transannuläre Patchaugmentation ausgeschlossen ist (Ziemer, 2010).

## 5.2.4 Patchmaterialien

Für die Augmentation des RVOT können eine Vielzahl an Materialien zum Einsatz kommen: Neben AP werden synthetische Materialien wie zum Beispiel ePTFE und biologische Materialien xenogenen Ursprungs verwendet. Die Materialien müssen verschiedenen Anforderungen gerecht werden. Dazu gehören die richtigen kinetischen Eigenschaften: Es darf keine übermäßige Neigung zu progressiver Dilatation aufweisen, was eine Aneurysmenbildung begünstigen könnte. Gleichzeitig soll das Material aber auch nicht kontrahieren, um konsekutive Restenose zu vermeiden. Jedoch kommt nicht jedes Material mit den oben genannten Eigenschaften in Frage, da sie zusätzlich keine oder eine nur minimale Immunogenität besitzen dürfen, um keine Entzündungsreaktionen, in und um das Implantat herum, auszulösen (Rosenthal et al., 1972). Zusätzliche ungelöste Limitationen der Materialien sind ein mangelndes Remodellierungs-, Regenerations- und Wachstumspotenzial sowie der erwähnte ständige Fremdkörperreiz. Resultierend sind erneute Obstruktionen und Immunreaktionen, die wiederum zu Verkalkungen und Stenosen führen können (Dohmen et al., 2014).

#### 5.2.4.1 Autologes Perikard

Beim autologen Perikardpatch (AP) handelt es sich um körpereigenes Material, das in Glutaraldehyd (GA) fixiert wird, um dessen Handhabung zu verbessern und biomechanische Stabilität zu gewährleisten. Die Vorbehandlung mit GA führt zu einer Quervernetzung der Kollagenmoleküle, fixiert dadurch seine Form und verringert die Elastizität. Derart vorbehandeltes Perikard soll weder zur Schrumpfung noch zur Dilatation neigen (Talwar et al., 2019). Zu den Vorteilen des Materials gehört die günstige Verfügbarkeit, Anpassungsfähigkeit, Porenfreiheit, keine Nadelstichblutungen und ein geringes postoperatives Dehnungsvermögen (Talwar et al., 2016). Ferner ist es ein kostengünstiges Material, das frei von Spenderantigenen ist und daher keine antigenabhängige Immunreaktion hervorruft. In GA-fixiertes autologes Perikard neigt jedoch im Langzeitverlauf zu Verkalkungen, was die Haltbarkeit des Materials begrenzen kann (Schoen & Levy, 2005). Der pathochemische Mechanismus der Verkalkung von GA-vorbehandeltem Gewebe ist zwar komplex, aber es gibt Hinweise darauf, dass Gewebephospholipide und freie Aldehydgruppen von GA über Restantigenität verfügen und daher Immunreaktionen eine wichtige Rolle spielen (Bell et al., 2018). Gegenüberstellend kann es bei GA unbehandeltem oder unzureichend fixiertem autologen Perikard zu aneurysmatischen Dilatationen des Materials kommen, insbesondere wenn es als Patch im Hochdrucksystem Verwendung findet (Bennink et al., 2001)

#### 5.2.4.2 Polytetrafluorethylen

Expandierte Polytetrafluorethylen (ePTFE) hat eine mikroporöse, gitterförmige Struktur, in welcher die einzelnen Polymerfilamente über Knötchen miteinander verbunden sind. Das Vorhandensein von Poren ermöglicht das Einwachsen und die Verankerung einer faserigen Pseudo-Intima (Talwar et al., 2019). Dies sorgt für eine hohe Biokompatibilität und geringe Antigenität (Yamamoto & Yamagishi, 2014). Weitere Vorteile sind eine geringe Porosität von 85-95% und Immunogenität. Zu den Nachteilen gehören erhöhte postoperative Reexplorationsraten aufgrund von Stichkanalblutungen durch die Nadellöcher im Material, das es zu einer pseudointimalen Hyperplasie nach Implantation führen kann und in seltenen Fällen auch zu Verkalkungen (Talwar et al., 2016).

#### 5.2.4.3 Xenogene Materialien

Xenogene Materialien sind unterschiedlichen tierischen Ursprungs: So sind sowohl equine als auch porcine und bovine Materialien als Implantate zur Augmentation des RVOT verfügbar. Ein Problem der xenogenen Materialien ist jedoch deren Immunogenität und die sukzessive Denaturierung des Kollagenskeletts, was zu einer kontinuierlichen Degeneration der Implantate führt. Die gängigen xenogenen Patchmaterialien benötigen aus diesem Grund ebenfalls eine Fixierung und Stabilisierung mittels GA, was für eine ausreichende Formstabilität, Sterilisierung, Haltbarkeit, verminderte Immunogenität und Zugfestigkeit sorgt (Wengerter & Dardik, 1999). Die Behandlung mit GA erhöht die Biokompatibilität, stabilisiert die extrazelluläre Matrix gegen enzymatischen Abbau durch Bildung von Quervernetzung und maskiert die xenogenen Zellepitope. Jedoch führt die GA-Fixation wie beim AP ebenfalls zum Verschleiß durch Verkalkung und Versteifung (Fiddler et al., 1983) (Talwar et al., 2019).

##### 5.2.4.3.1 Equines Patchmaterial

Das in dieser Studie verwendet equine Patchimplantat (EP) ist ein azelluläres, aus Pferden gewonnenes Perikard, das jedoch ohne Verwendung von GA verarbeitet wird (Abbildung 8). So soll der Nachteil der mit GA vorbehandelten xenogenen Patchmaterialien vermieden werden, ohne auf deren Vorteile verzichten zu müssen. Darüber hinaus soll das dezellularisierte Gewebe zusätzlich eine noch reduziertere humorale Immunogenität aufweisen (Böer et al., 2015).

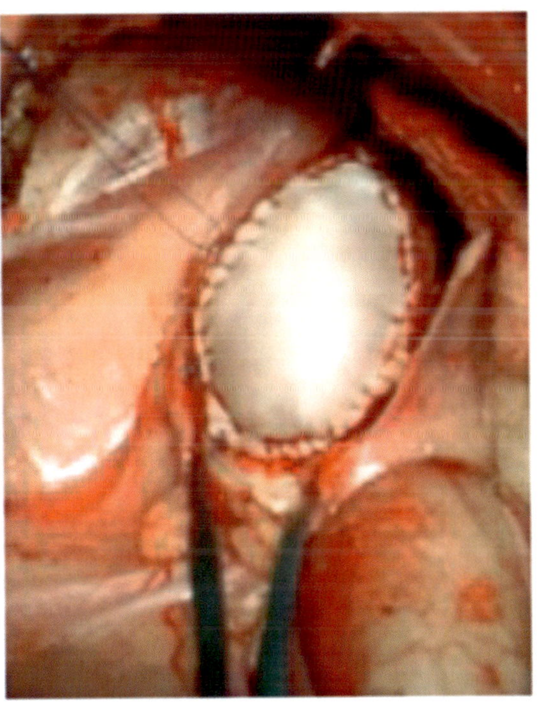

**Abbildung 8: Equines Patchmaterial in situ** (Dohmen et al., 2014).

#### 5.2.4.3.2 Bovines Patchmaterial

Das hier retrospektiv untersuchte bovine Patchmaterial (BP) ist ein speziell gewebegezüchtetes Patchmaterial, das ebenfalls einem Dezellularisierungs- und Antiverkalkungsprozess vor Verwendung unterzogen wird. Diese Vorbehandlung soll zelluläre Bestandteile und Nukleinsäurereste entfernen, die als Keimzentren für Verkalkungen dienen könnten. Der Patch wird danach mit einer niedrigen Konzentration von monomerem GA behandelt und einem zusätzlichen Anti-Kalk-Verfahren, dem sogenannten ADAPT®-Verfahren (Admedus Regen Pty Ltd, Perth, WA, Australia), unterzogen, um die Zytotoxizität und das Verkalkungspotenzial von GA weiter zu reduzieren (Bell et al., 2019). Er ist anschließend direkt gebrauchsfertig und muss nicht gespült werden (Pavy et al., 2018).

# 6 Studiendesign

## 6.1 Fragestellung

Bisher gibt es keine einheitlichen Empfehlungen bei der Auswahl der Materialien zur Augmentation des RVOT bei angeborenen Herzfehlern mit vermindertem Lungenfluss. Zur Rekonstruktion bei angeborener RVOTO sind jedoch in der Regel verschiedenste Materialien verfüg- und einsetzbar. Es mangelt aktuell somit nicht an Patchmaterialien, sondern an analysierten Daten, die eine rationale Entscheidungsfindung zulassen.

Zurzeit fließt in den Entscheidungsprozess, wann und wo welche Patchmaterialien zum Einsatz kommen, hauptsächlich die persönlichen Präferenzen und Erfahrungswerte der Operateure sowie krankenhausinterne Standards ein. Zu den möglichen Entscheidungsfaktoren gehören unter anderem das persönlich wahrgenommene Handhabungsprofil, Verfügbarkeit, Dicke und die Geschmeidigkeit sich an das native Gewebe anzulegen. Die Materialien unterscheiden sich somit in vielerlei Hinsicht in ihren physikalisch-chemischen Eigenschaften.

Da jedoch auch eine chirurgische Rekonstruktion des RVOTO dysfunktional werden und unter anderem zu postoperativen Komplikationen wie Restenosen führen kann (McElhinney, 2012), wäre es wünschenswert zu wissen, ob das eingesetzte Material Einfluss auf den postoperativen Verlauf hat. Aufgrund dessen, war der primäre Endpunkt dieser Studie die Reinterventionsrate/-operationsrate – als Surrogate dafür – nach Implantation eines Patches zur Erweiterung des RVOT zu ermitteln. Die ermittelten Raten wurden anschließend mit dem verwendeten Material korreliert, statistisch analysiert und miteinander verglichen. Die ermittelten Reinterventionsraten könnten indirekt Rückschlüsse auf die Leistungsfähigkeit des Materials im Bereich des RVOT ziehen lassen, woraus sich Handlungsempfehlungen ergeben könnten.

Zusätzlich untersuchten wir unterschiedliche demographische und chirurgische Variablen wie zum Beispiel die Patchlokalisation als mögliche Einflussfaktoren. Die eigenen Ergebnisse werden anhand von Literatur – im Vergleich zu anderen Patchmaterialstudien im Bereich des RVOT/der PA – in der Diskussion kritisch beurteilt.

## 6.2 Methodik

Es wurde eine retrospektive Studie für den Zeitraum vom 01.01.2012 bis 31.12.2018 durchgeführt. Eingeschlossen wurden Patienten mit angeborenem Herzfehler, die eine Erweiterung des RVOT mit einem Patch im deutschen Herzzentrum München erhalten haben. Ausgeschlossen wurden Patienten, die innerhalb von 30 Tagen nach Patchimplantation verstorben sind, Patienten älter als 18 Jahre, Patienten, die eine arterielle Switch Operation bekamen, Patienten mit univentrikulärem Herzen und Patienten mit ALCAPA; außerdem ein Patient, der als einziger ein anderes Patchmaterial erhielt (HemaShield®).

Die Identifikation der Patienten wurde über eine Abfrage der internen Datenbank des Deutschen Herzzentrum Münchens durchgeführt und wurden anhand der OP-Berichte/Abrechnungsunterlagen überprüft und die Daten anschließend in einer Excel-Tabelle gesammelt und sortiert. Insgesamt wurden 157 Patienten in die Studie eingeschlossen. Es erfolgte eine Einteilung des Untersuchungskollektivs in 2 Gruppen entsprechend der Lokalisation des Patches (entsprechend Kodierung): Gruppe 1: Zentrale Patchlokalisation mit folgenden Diagnosen: TOF, DORV, PA-VSD, PS im Bereich MPA, PS valvulär und Gruppe 2: periphere Patchlokalisation inkludierend die periphere PS und periphere PA+PS. Drei Patienten erhielten 2 Patches an 2 unterschiedlichen Lokalisationen: 2 davon einen TAP sowie jeweils einen Patch an den peripheren PAs und 1 Patient einen Patch über der MPA sowie an den peripheren PAs. Diese 3 Patienten ordneten wir der peripheren PA Gruppe zu, da in dieser Lokalisation auch die Reintervention stattfand. Nur 1 Patient erhielt einen Patch über dem RVOT. Wir ordneten diesen Patienten der TAP Gruppe zu, da diese Lokalisation am nächsten liegt. Zur Ermittlung des postoperativen Verlaufs wurden die archivierten hausinternen oder durch die nachbehandelnden Ärzte übersandte Arztbriefe durchgesichtet. Ferner wurden bei fehlenden Befunden die weiterbehandelnden Kinderkardiologen, Kinderärzte und Krankenhäuser telefonisch kontaktiert, um den letzten Bericht der Patienten in Erfahrung zu bringen. Die am RVOT chirurgisch durchgeführten Maßnahmen, die Patchmaterialien sowie die Lokalisationen der Patches wurden anhand der OP-Berichte ermittelt. Anschließende Reinterventionen oder Reoperationen im Bereich des mit einer Patchplastik versehenen RVOTs wurden, entweder über die Patientenakte oder über die aktuellen Arztbriefe der Nachbehandler, erfasst. Wir analysierten die Raten bis zur ersten Reintervention/-operation. Es wurden folgende Daten erhoben: Alter, Geschlecht, Gewicht, Größe, Follow-Up Datum, kardiale RVOT-Diagnose (entsprechend Kodierung – kardiale sowie nicht-kardiale Nebendiagnosen wurden nicht erfasst), OP-Datum, OP-Dauer, durchgeführte Patchplastik (Begleitprozeduren wurden nicht erfasst), Vorinterventionen/-operationen, Anzahl der Vorinterventionen/-operationen; an postoperativen Komplikationen wurden folgende erfasst: Blutungen, Perikardergüsse, Pleuraergüsse, Herzrhythmusstörungen; Diagnose bei Reintervention, Zeit bis zur ersten Reintervention/-operation, Anzahl der Reinterventionen/-

operationen, Art der Reintervention/-operation.

## 6.3 Statistische Auswertung

Quantitative Größen wurden anhand von Mittelwert und Standardabweichung, Minimum und Maximum sowie den Quartilen beschreibend dargestellt und mittels Kolmogorov-Smirnov-Tests auf Normalverteilung geprüft.

Aufgrund signifikanter Abweichungen von einer Normalverteilung erfolgte der Vergleich zweier unabhängiger Stichproben mit dem U-Test und der Vergleich von mehr als zwei unabhängigen Stichproben mit dem Kruskal-Wallis-Test. Zu ordinal und nominal skalierten Größen wurden absolute und prozentuale Häufigkeiten angegeben. Je zwei Größen dieser Skalierung wurden in Kontingenztafeln gegenübergestellt, so dass mit dem Chi-Quadrat-Test geprüft werden konnte, ob eine Abhängigkeit bestand. Bei zu kleinen erwarteten Häufigkeiten wurde alternativ der exakte Test nach Fisher eingesetzt. Weiterhin wurden Ereigniszeitanalysen durchgeführt, wobei als Ereignisse das Gesamtüberleben sowie die Re-Operation betrachtet wurden. Zur Deskription wurden mittlere und mediane Überlebenszeiten mit Standardfehler, Ereignisraten sowie Überlebensraten anhand von Kaplan-Meier-Analysen berechnet und dargestellt. Der Einfluss des Patch-Materials wurde mit dem Log-Rang-Test geprüft. Weiterhin wurden folgende Risikofaktoren analysiert: Alter, Geschlecht, Gewicht, Diagnose, OP-Dauer, Patchlokalisation, Vorinterventionen/-operationen und postoperative Komplikationen. Wir verzichteten auf eine multivariate Analyse aufgrund der geringen Anzahl an Ereignissen. Es wurde zweiseitig getestet und ein Signifikanzniveau von 5% zugrunde gelegt. Eine Alpha-Adjustierung für multiples Testen fand nicht statt, die Ergebnisse haben demnach explorativen und beschreibenden Charakter. Für die Durchführung der oben genannten statistischen Berechnungen wurde IBM SPSS Statistics 27 (SPSS Inc. an IBM Company, Chicago, IL) eingesetzt. Die obige statistische Auswertung und Dateninterpretation erfolgte gemeinsam mit einer dem Studienteam angehörigen externen Statistikerin. Zur genaueren Differenzierung zwischen Patchlokalisation und Patchmaterialien führten wir im Anschluss an die o.g. statistische Auswertung nach Rücksprache mit dem Institut für medizinische Statistik für jedes Material eine eigene Kaplan-Meier-Analysen und eine multivariate Überlebenszeitanalyse im Sinne einer Cox-Regressionsanalyse mittels der Funktion coxph(): Fit Regression Model des survival() Package in RStudio® durch. Wir inkludierten in einem Modell Patchlokalisation plus Patchmaterialien und verglichen das Modell mit einem separaten Modell, das nur die Lokalisation des Patches berücksichtigte. Für diese Berechnungen wurde die Software RStudio® (Posit® Software) eingesetzt. Die erhobenen und gespeicherten Daten wurden vertraulich behandelt und identifizierende Daten wurden nur dem Studienleiter, Prüfärzten bzw. unmittelbar von ihnen beauftragten Mitarbeitern zugänglich gemacht.

## 6.4 Qualitätsmanagement

Nachdem die Daten von verschiedenen Quellen (Patientenakten, Protokolle, OP-Berichte, Abrechnungsunterlagen, Arztbriefe) in eine Excel Tabelle zusammengetragen wurden, erfolgte eine Überprüfung der Quelldaten bei 10% der Patienten. Es konnten keine Abweichungen gefunden werden und die Korrektheit der Datenübernahme an dieser Stelle gesichert werden. Anschließend wurden die Daten der Excel Tabelle in die Statistiksoftware importiert.

# 7 Ergebnisse

## 7.1 Patientenkollektiv

In der Studie wurden insgesamt 157 Patienten mit Patchaugmentation im Bereich des RVOT eingeschlossen. Von den 157 eingeschlossenen Patienten erhielten insgesamt 99 einen ePTFE Patch, 29 EP, 24 AP und 5 Patienten BP. Der TOF + DORV vom Fallot-Typ (n = 114, 73%) waren in der Studienpopulation die häufigsten angeborenen Herzfehler (siehe Abbildung 9). Davon erhielten 85 einen TAP, 48 Patientin einen Patch im Bereich der MPA und 24 einen Patch im Bereich der peripheren PA (LPA oder RPA).

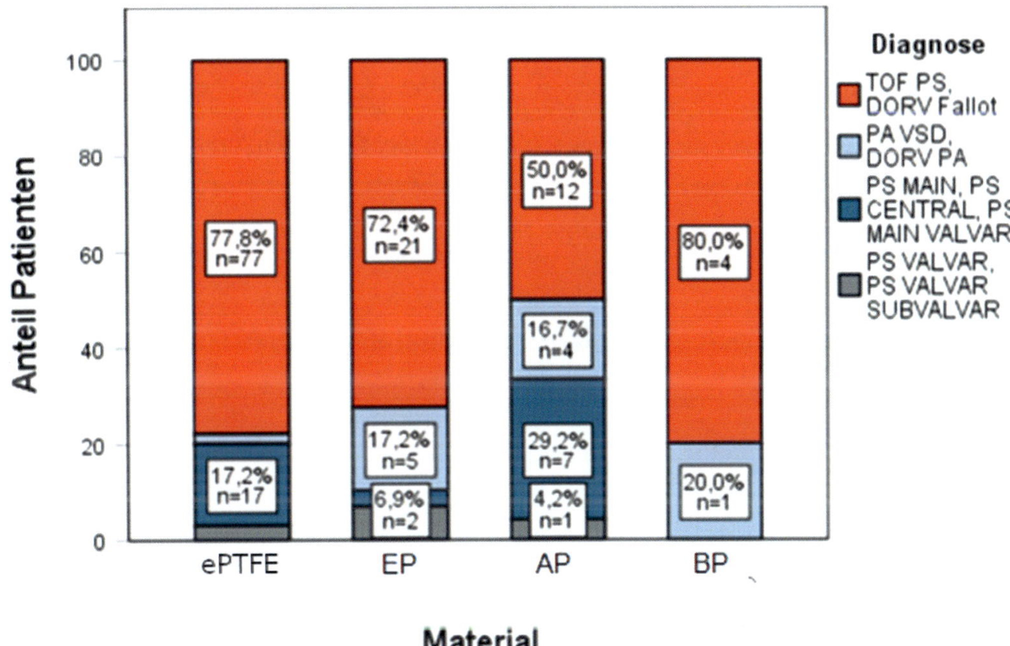


**Abbildung 9: Anzahl der Patienten aufgeteilt nach Patchmaterialien und unter Einbezug der zugrundliegenden relevanten kardialen Diagnose. Jede Säule repräsentiert ein Material und ist grafisch prozentual dargestellt. Die einzelnen Gruppen entsprechend der Diagnosen wurden dabei farblich entsprechend der Legende rechts der Grafik hervorgehoben. Innerhalb der einzelnen Säulen sowohl in absoluten Zahlen als auch prozentual dargestellt.**

Es wurden 84 Jungen (54%) und 73 Mädchen (47%) in die Studie aufgenommen (siehe Abbildung 10).

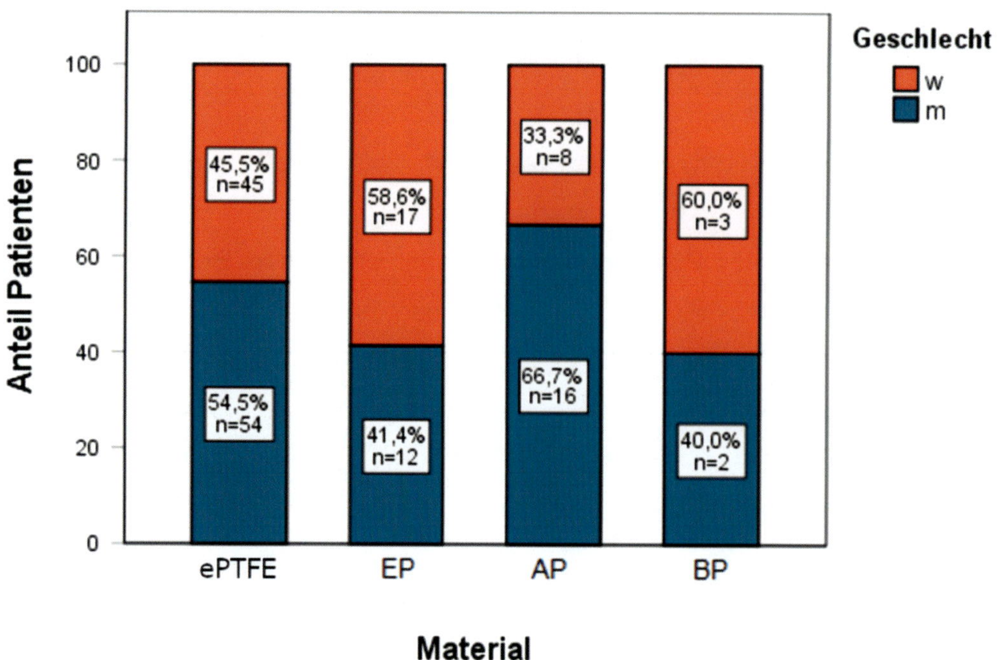


**Abbildung 10: Geschlechterverteilung aufgeteilt nach Patchmaterial. Farblich hervorgehoben dabei die Geschlechterverteilung innerhalb der einzelnen Säulen. Jede Säule repräsentiert ein Material und ist grafisch prozentual dargestellt. Rot hervorgehoben Mädchen, blau Jungen.**

Das mediane Alter bei Operation betrug 5 Monate (Minimum 9 Tage, Maximum 85 Monate) (siehe Abbildung 11, 12). Es gab keinen signifikanten Unterschied in der Altersverteilung zwischen den Patchmaterialien (p > 0,05).

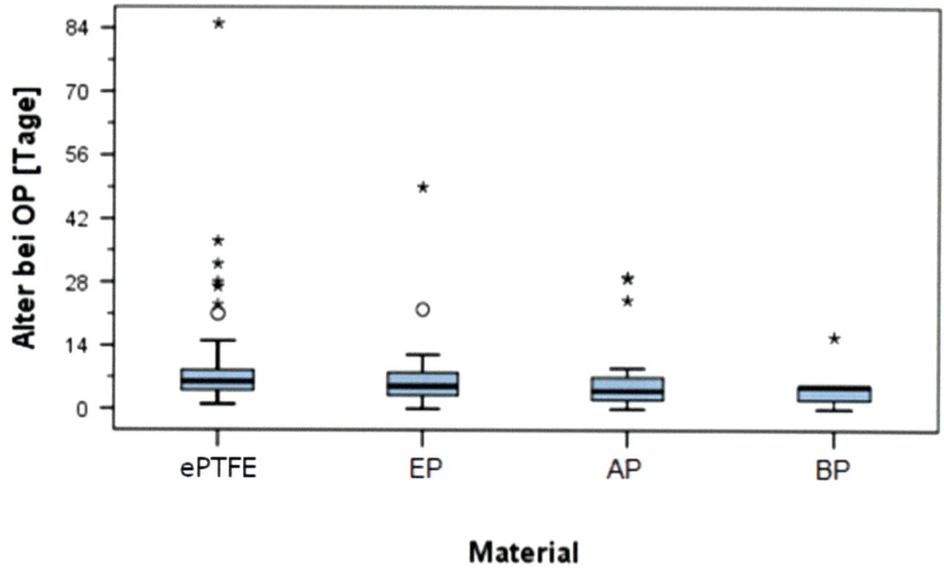


**Abbildung 11: Boxplots zur Darstellung der Altersverteilung aufgeteilt nach Material.**

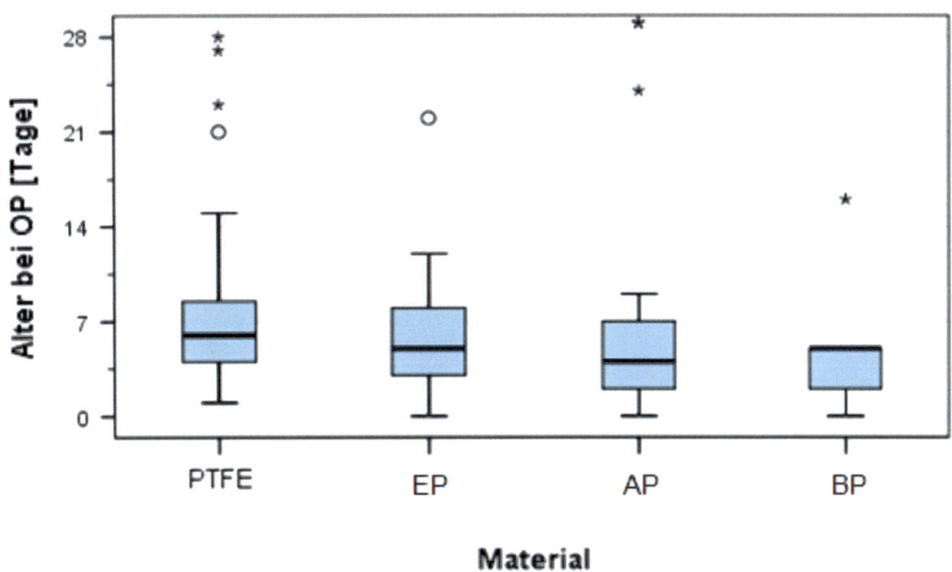


**Abbildung 12: Ausschnitt der obigen Abbildung 8 mit „Cutoff“ bei 30 Monaten zur besseren grafischen Visualisierung der Altersverteilung.**

Die Dauer der Operation betrug im Mittel 225 Minuten (Standardabweichung 68 Minuten). Es gab keinen statistisch signifikanten Unterschied in der OP-Dauer zwischen den Patchmaterialien ($p > 0,05$, siehe Abbildung 13).

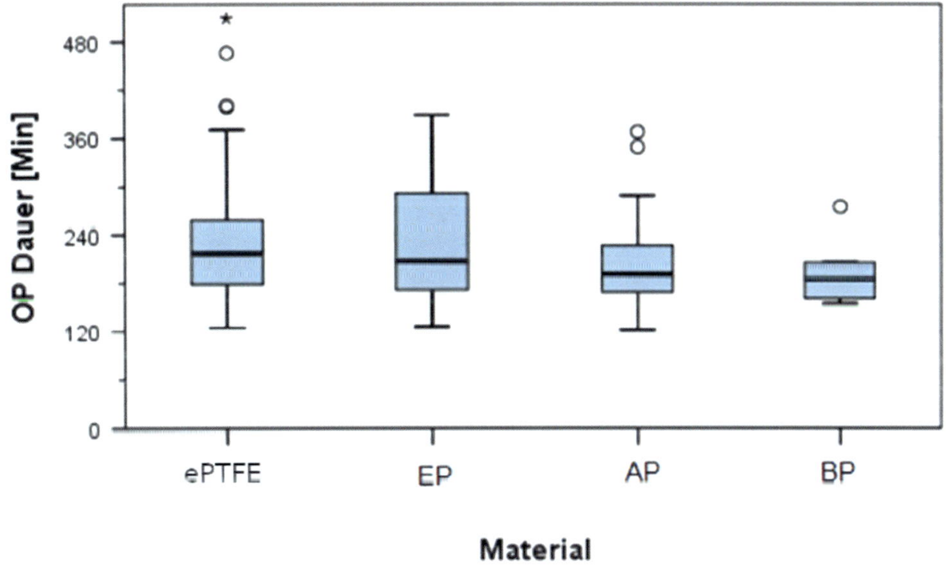


**Abbildung 13: Durchschnittliche OP-Dauer in Minuten aufgeteilt nach Material.**

Das Follow-Up war bei 100% der Patienten vorhanden. Die mediane Nachbeobachtungszeit betrug insgesamt 33 Monate (25. Perzentile 8 Monate, 75. Perzentile 56 Monate). Für PTFE wurde eine mediane Nachbeobachtungszeit von 38 Monaten ermittelt (25. Perzentile 18 Monate, 75. Perzentile 56 Monate), für EP 14 Monate (25. Perzentile 1 Monat, 75. Perzentile 66 Monate), für AP 23 Monate (25. Perzentile 13 Monate, 75. Perzentile 44 Monate) und für BP 7 Monate (25. Perzentile 4 Monate, 75. Perzentile 65 Monate).

## 7.2 Patchlokalisation

133 Patienten erhielten in unserer Studie einen Patch in zentraler Lokalisation - entsprechend vordefinierter Gruppe 1 - während 24 Patienten einen peripheren Patch - entsprechend Gruppe 2 - erhielten (siehe Abbildung 14).

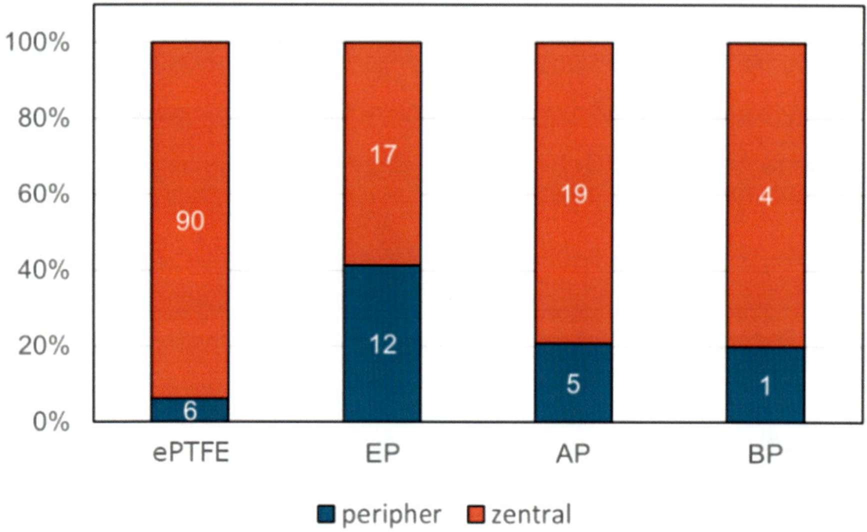


**Abbildung 14: Anteil der Patienten mit zentraler (n=133) und peripherer Lokalisation (n=24) aufgeteilt nach Patchmaterial.**

## 7.3 Vorinterventionen und -operationen

Bei 55 Patienten (35%) ist vor der Patchaugmentation mindestens eine Vorintervention und/oder Voroperation durchgeführt worden (siehe Abbildung 15). Eine Vorintervention/-operation war signifikant mit einer späteren, erneuten Reintervention/-operation assoziiert (Chi-Quadrat-Test, p = 0,005) assoziiert.

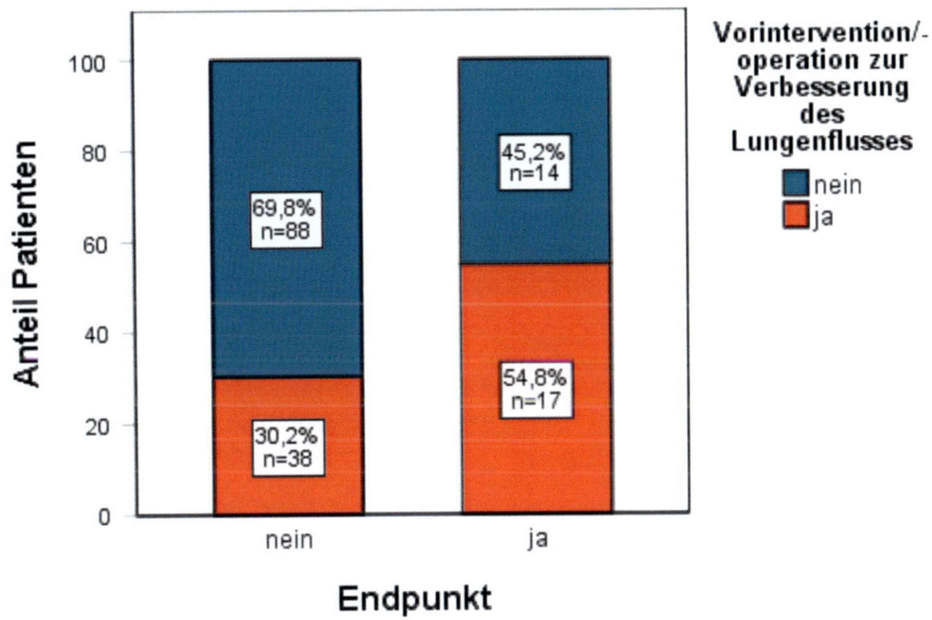


Abbildung 15: Anteil der Patienten mit/ohne Vorintervention(en) aufgeteilt nach erreichtem Endpunkt (Reintervention/-operation ja oder nein). Die linke Säule gekennzeichnet „nein" stellt die Gruppe ohne erreichten Endpunkt dar, die rechte Säule „ja" mit erreichtem Endpunkt. Anzahl der vorintervenierten/-operierten Patienten innerhalb der Grafiken farblich hervorgehoben sowie in absoluten Zahlen als auch prozentual angegeben.

Insgesamt gab es – berücksichtige man alle Vorbehandlungen, inklusive der Fälle, die mehrfach vorbehandelt waren – 71 Vorintervention oder -operationen. Zu den häufigsten aller Vorbehandlungen gehörten die Ballonvalvuloplastie mit oder ohne Perforation (n = 27, 38%) gefolgt vom mBTS/AP-Shunt (n = 25, 35%) (siehe Tabelle 1).

| | | N = 67 |
|---|---|---|
| Art des Eingriffs | Ballonvalvuloplastie, Perforation | 27 (38%) |
| | mBTS/AP-Shunt | 25 (35%) |
| | Ductus Stent | 9 (13%) |
| | Stent | 4 (6%) |
| | Angioplastie | 4 (6%) |
| | Andere | 2 (3%) |

**Tabelle 1: Art der Vorintervention/-operation (Anzahl hier einschließlich mehrfach vorbehandelter Patienten).**

## 7.4 Letalität und postoperative Komplikationen

In unserer Studie zeigten alle Patienten sehr gute Langzeitergebnisse mit einer vergleichbaren Überlebenswahrscheinlichkeit untereinander.

Die Gesamtletalität betrug 2,5% (siehe Abbildung 16). Es war kein signifikanter Unterschied zwischen den Materialien hinsichtlich der Letalität nachweisbar.

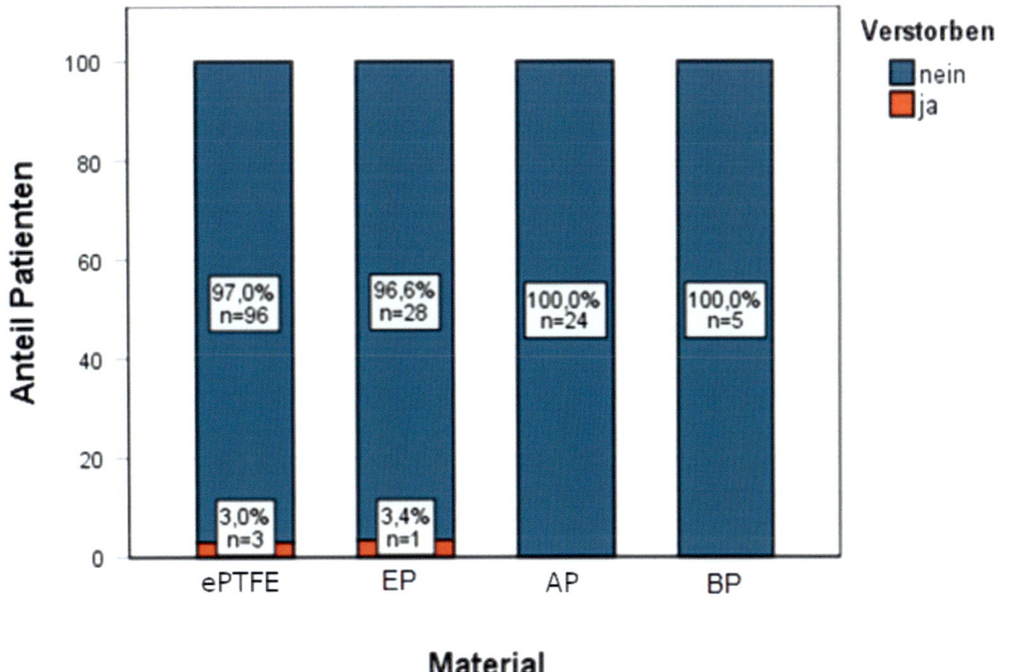


**Abbildung 16: Letalität in Abhängigkeit des Materials. Jede Säule repräsentiert ein Material und ist grafisch prozentual dargestellt. Anzahl der verstorbenen Patienten innerhalb der Säulen entsprechend der Legende rechts der Grafik farblich hervorgehoben sowie in absoluten Zahlen als auch prozentual angegeben.**

Ein Patient mit EP verstarb an einer Fistel zwischen dem Implantat im Bereich eines peripheren PA-Astes und des Lungenhauptbronchus, die aufgrund einer chronisch-entzündlichen Reaktion entstand. Ein Patient mit PAVSD, multiplen Vorinterventionen und Reoperationen verstarb an einem pulmonalen Infekt. Ein weiterer Patient an einem respiratorischen Versagen bei langstreckiger Trachealstenose und Abgangsstenose des rechten Hauptbronchus mit komplizierter Beatmung. Bei einem Patienten ist die Todesursache unklar. Postoperativ kam es bei 36 Patienten zu Pleuraergüssen (23%), bei 35 Patienten (22%) zu Herzrhythmusstörungen, bei 24 Patienten (15%) zu Perikardergüssen und bei 7 Patienten (4%) zu postoperativen Blutungen.

| | | N |
|---|---|---|
| Art der Komplikation | Pleuraerguss | 36 (23%) |
| | Herzrhythmusstörungen | 35 (22%) |
| | Perikarderguss | 24 (15%) |
| | Blutung | 7 (4%) |
| | Andere | 8 (5%) |

**Tabelle 2: Art der postoperativen Komplikationen.**

## 7.5 Reintervention und -operation

Insgesamt erreichten 31 Patienten (19,7%) den Endpunkt unserer Studie (siehe Abbildung 17). Dreißig benötigten einen erneuten postoperativen Eingriff; 1 Patient verstarb aufgrund eines infektiösen Geschehens mit konsekutiver Fistelbildung am Patch. Damit war der primäre Endpunkt unserer Studie erreicht. Im Mittel wurde der Endpunkt im gesamten Patientenkollektiv (bis zum letzten Follow-Up oder bis zum Erreichen des Endpunkts) nach 33 Monaten erreicht (Standardabweichung 25,3 Monate): ePTFE im Mittel nach 37 Monaten (Standardabweichung 24 Monate), EP nach 29,3 Monaten (Standardabweichung 30,4 Monate), AP nach 26,7 Monaten (Standardabweichung 20,8 Monate) und BP nach 29,1 Monaten (Standardabweichung 33,3 Monate, siehe Abbildung 18). ePTFE erzielte eine Freiheit von Reintervention/-operation nach 12 Monaten von 92% und nach 24 Monaten von 87%. Für EP analysierten wir eine Freiheit von Reintervention/-operation nach 12 und 24 Monaten von 56%; AP erzielte eine Rate von 87% nach 12 Monaten und nach 24 Monaten 81% und für BP ermittelten wir nach 12 und 24 Monaten eine Freiheit von Reintervention/-operationsrate von 80% (siehe Abbildung 18). Die Patienten, die den Endpunkt erreichten, hatten ein medianes Alter von 9 Monaten (Minimum 1 Monate, Maximum 62 Monate; 25. Perzentile 5 Monate, 75. Perzentile 19 Monate).

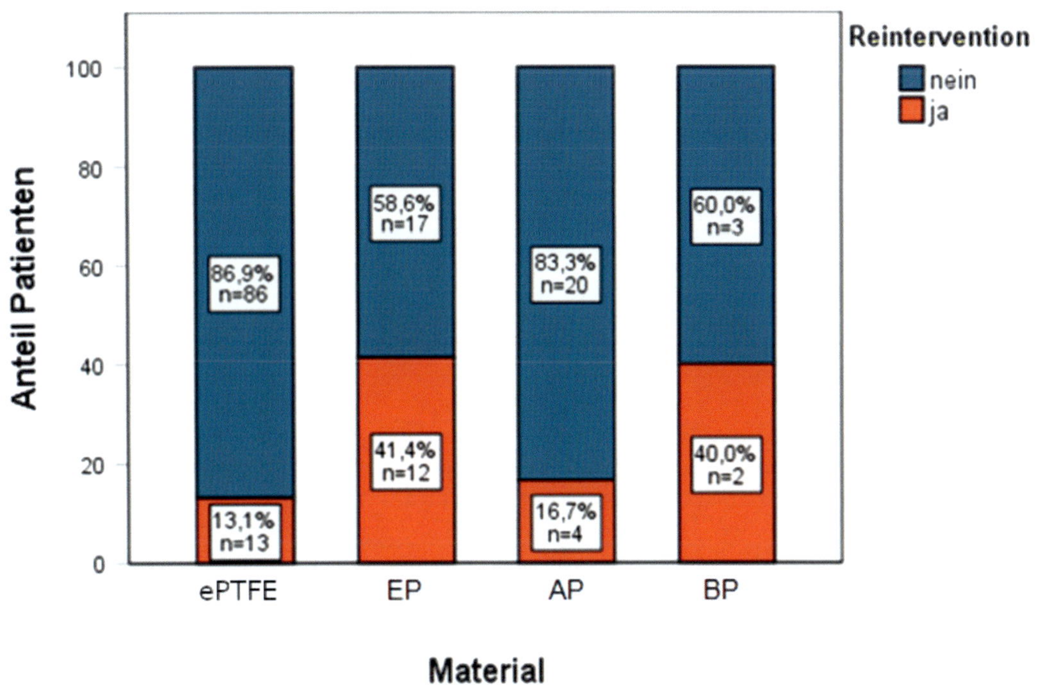


**Abbildung 17: Histogramm, dass den Anteil der Patienten mit Reintervention/-operation in Abhängigkeit des verwendeten Patch Materials zeigt. Jede Säule repräsentiert ein Material und ist grafisch prozentual dargestellt. Anzahl innerhalb der Grafiken entsprechend der Legende rechts farblich hervorgehoben sowie in absoluten Zahlen als auch prozentual angegeben.**

In der statistischen Analyse ergab sich ein signifikanter Unterschied zwischen den Patch Materialien (Exakter Fisher Test, p = 0,005, siehe Abbildung 19).

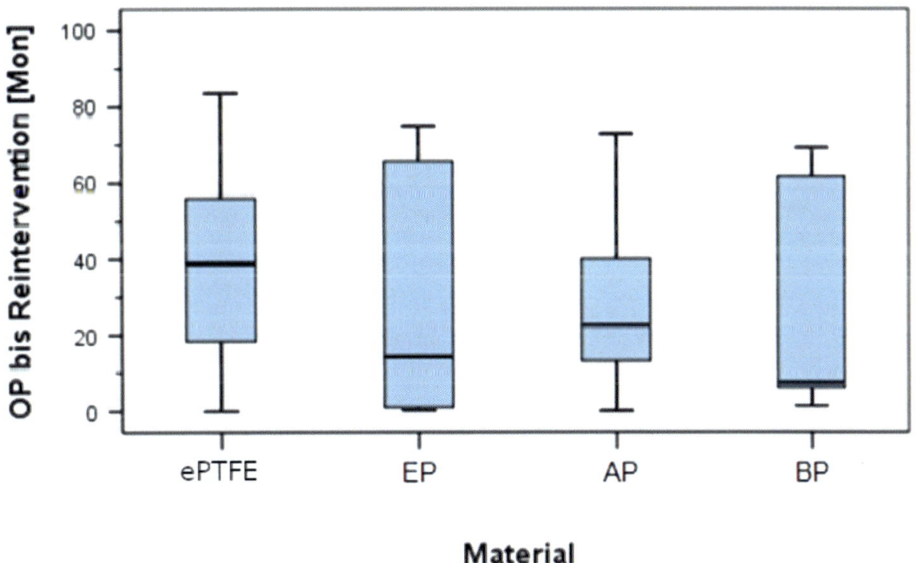


**Abbildung 18: Boxplots der unterschiedlichen Materialien zur Darstellung der Zeit von OP bis zum Erreichen des Endpunkts oder letztes Follow Up in Monaten. ePTFE im Median 38,8 (25. Perzentile**

**18,2 und 75. Perzentile 56,1), EP im Median nach 14,4 Monaten (25. Perzentile 0,8 und 75. Perzentile 65, 8), AP im Median nach 22,5 Monate (25. Perzentile 12,8 und 75. Perzentile 43,8) sowie BP im Median nach 7,3 Monaten (25. Perzentile 3,7 und 75. Perzentile 65,4).**

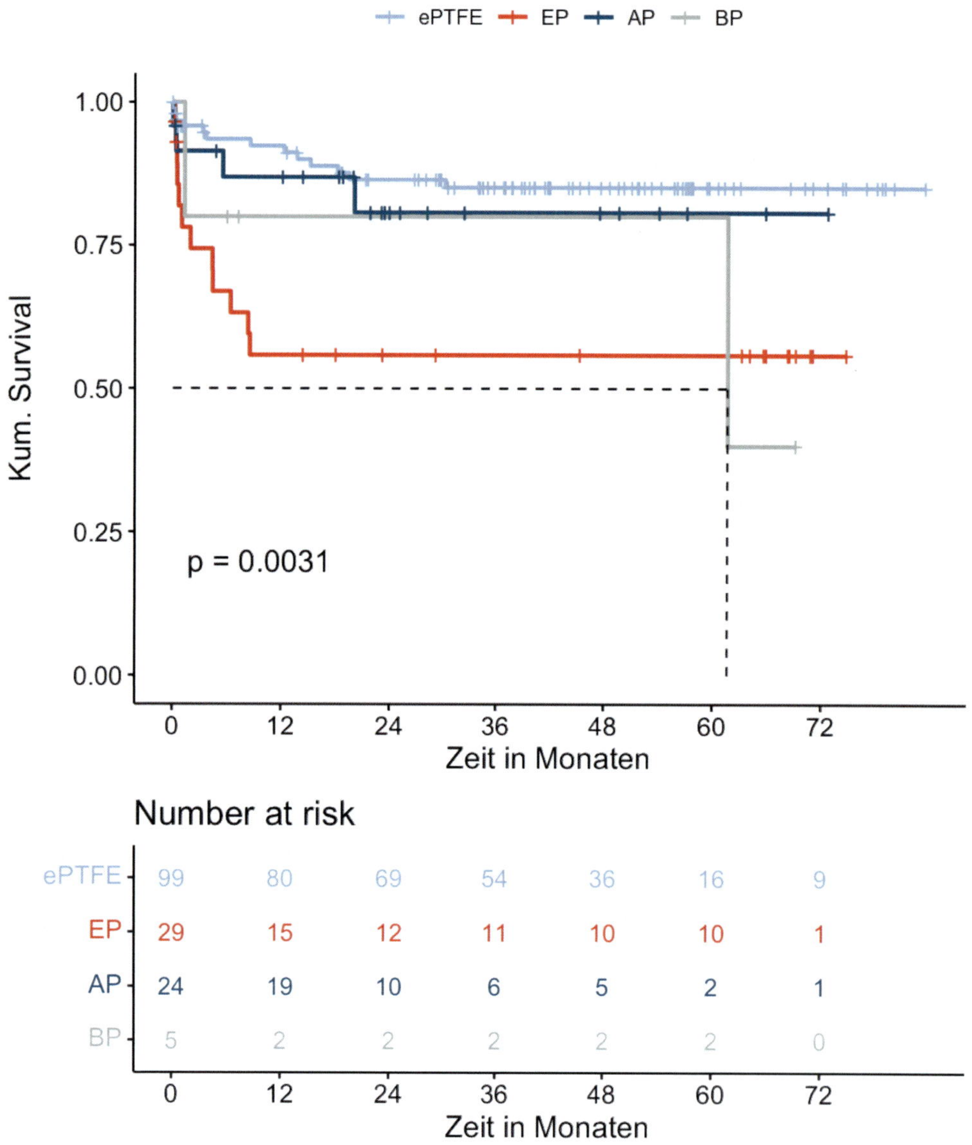


**Abbildung 19: Kaplan-Meier-Kurven, die die Freiheit von Patchversagen/Zeit bis zum Ereignis zeigt. In dieser Kaplan-Meier-Analyse werden die einzelnen Materialien miteinander verglichen. Die Zahlen unterhalb der Kurven repräsentieren die „Number at risk". In der statistischen Analyse war das Ergebnis statistisch signifikant (Log-Rang Test, p < 0,05).**

Der häufigste Grund zur Reintervention oder Reoperation war eine erneute Stenose (siehe Tabelle 3). Ein Patient mit EP erhielt als Reoperation eine Rastelli-OP und währenddessen bei Restenose der LPA eine erneute Patchaugmentation der LPA. Ein weiterer Patient mit EP verstarb an einer Entzündung im Bereich des Patchmaterials mit konsekutiver Fistelbildung und daraus resultierenden Hämoptysen. Wir werteten dies als Patchversagen und nahmen den Patienten aus diesem Grund mit in die Statistik als Endpunkt erreicht auf.

Zu den häufigsten postoperativen interventionellen Eingriffen gehörte die Dilatation (32%) und die Stentimplantation (26%). Die häufigste postoperative chirurgische Reintervention war die erneute Patchaugmentation/-revision (13%). Im Kollektiv des ePTFE Patches benötigten 7 Patienten eine erneute Operation; ein Patient bereits am ersten postoperativen Tag bei Re-RVOTO. 6 Patienten benötigen eine Reintervention. Im Kollektiv mit EP mussten 3 reoperiert werden, ein Patient verstarb und 8 Patienten erhielten eine Reintervention – 5 von 12 Patienten mit EP und Reintervention/-operation bereits innerhalb der ersten 20 Tage postoperativ. Im Kollektiv mit AP erhielt 1 Patient eine erneute Operation (eine erneute Patchplastik der Bifurkation nach Aufpatchen der RPA bei Stenose) und 4 Patienten eine Reintervention (einer davon bereits am ersten postoperativen Tag bei Z.n. Aufpatchen der MPA und Restabgangsenge LPA/RPA). Im Kollektiv des BP benötigte 1 Patient eine erneute Operation (Conduit-Implantation aufgrund einer Insuffizienz) und 1 Patient eine Stentimplantation.

| | | N |
|---|---|---|
| Durchgeführte Intervention bei Erreichen des Endpunktes | Dilatation | 13 (32%) |
| | Stent | 8 (26%) |
| | Dilatation + Stent | 2 (7%) |
| | Patchaugmentation/-revision | 4 (13%) |
| | Conduitimplantation, Conduitwechsel | 2 (7%) |
| | Myotomie im Bereich des RVOT (externes Krankenhaus) | 1 (4%) |
| | Verstorben | 1 (4%) |

**Tabelle 3: Art der Reintervention/-operation dargestellt mit Häufigkeit.**

## 7.6 Reintervention/-OP und Patchlokalisation

Patienten, die einen Patch an den peripheren PA (n = 24, 15,3%, siehe Abbildung 20) implantiert bekamen, hatten im Vergleich zur zentralen Lokalisation (n = 133, 84,7%) eine statistisch hoch signifikante Wahrscheinlichkeit den Endpunkt Reintervention/Reoperation zu erreichen (Log Rang (Mantel Cox), $p < 0{,}001$). Nach 12 Monaten wurde eine Freiheit von 93,5% in zentraler Lokalisation erreicht und von 36,4% in peripherer Lokalisation; nach 24 Monaten 90% zentral und 26% peripher (siehe Abbildung 21).

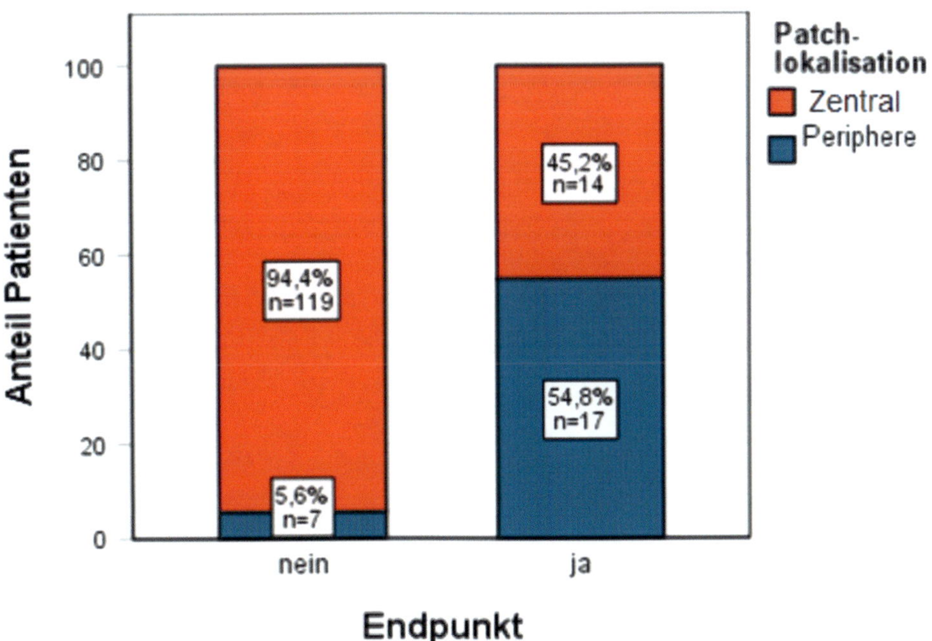


**Abbildung 20: Anteil der Patienten in Prozent mit zentraler (n = 133) und peripherer Lokalisation (n = 24) aufgeteilt nach erreichtem Endpunkt. Die linke Säule „nein" stellt die Gruppe ohne Reintervention dar, die rechte Säule „ja" mit Reintervention. Rot stellt die Anzahl der Patienten mit zentraler Lokalisation des Patches dar (Gruppe I), blau die Gruppe der Patienten mit peripherer Lokalisation (Gruppe II). Innerhalb der Säulen farblich hervorgehoben sowie in absoluten Zahlen als auch prozentual angegeben.**

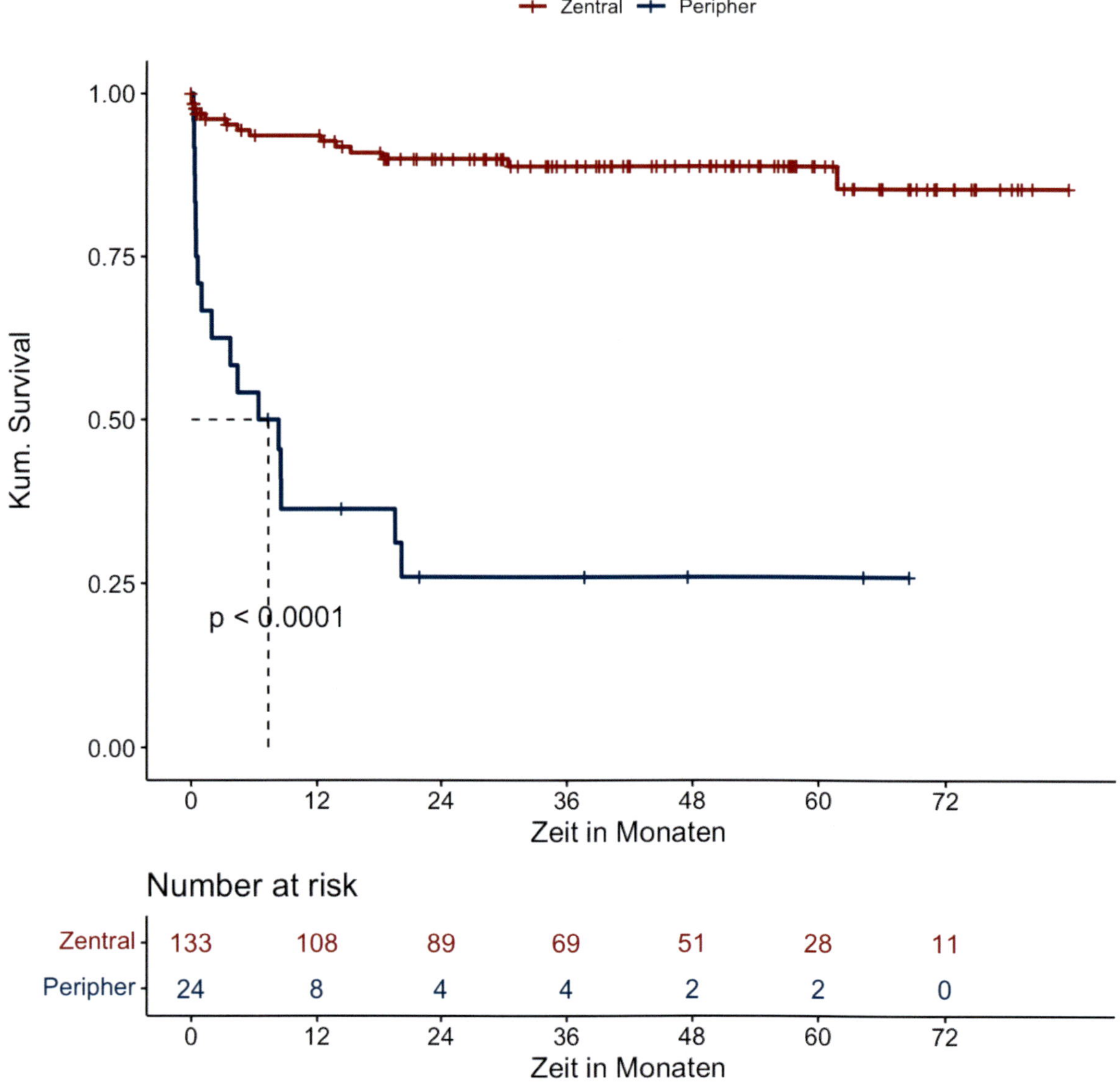


**Abbildung 21: Kaplan-Meier-Kurven, die die Freiheit von Patchversagen/Zeit bis zum Ereignis anzeigen. Nach 12 Monaten wurde eine Freiheit von 93,5 % in zentraler Lokalisation erreicht und von 36,4 % in peripherer Lokalisation; nach 24 Monaten 90% zentral und 26% peripher. Patches in peripherer Lokalisation waren mit einer statistisch signifikant erhöhten Reintervention/-operationsrate assoziiert (Log Rang-Test p < 0,05).**

In der weiteren Untersuchung zeigte sich, dass 11 von 12 Patienten (92%) mit EP, die den Endpunkt erreichten, das Material in peripherer Lokalisation implantiert bekamen. 0 von 2 Patienten mit BP, 2 von 4 (50%) mit AP und 5 von 13 (38%) mit ePTFE. Aufgrund dieser Inhomogenität hinsichtlich peripherer und zentraler Lokalisation, insbesondere bei EP, führten wir hierzu nochmals gesonderte Kaplan-Meier-Analysen durch und nahmen EP zentral und

EP peripher mit in die Grafik auf (siehe Abbildung 22).

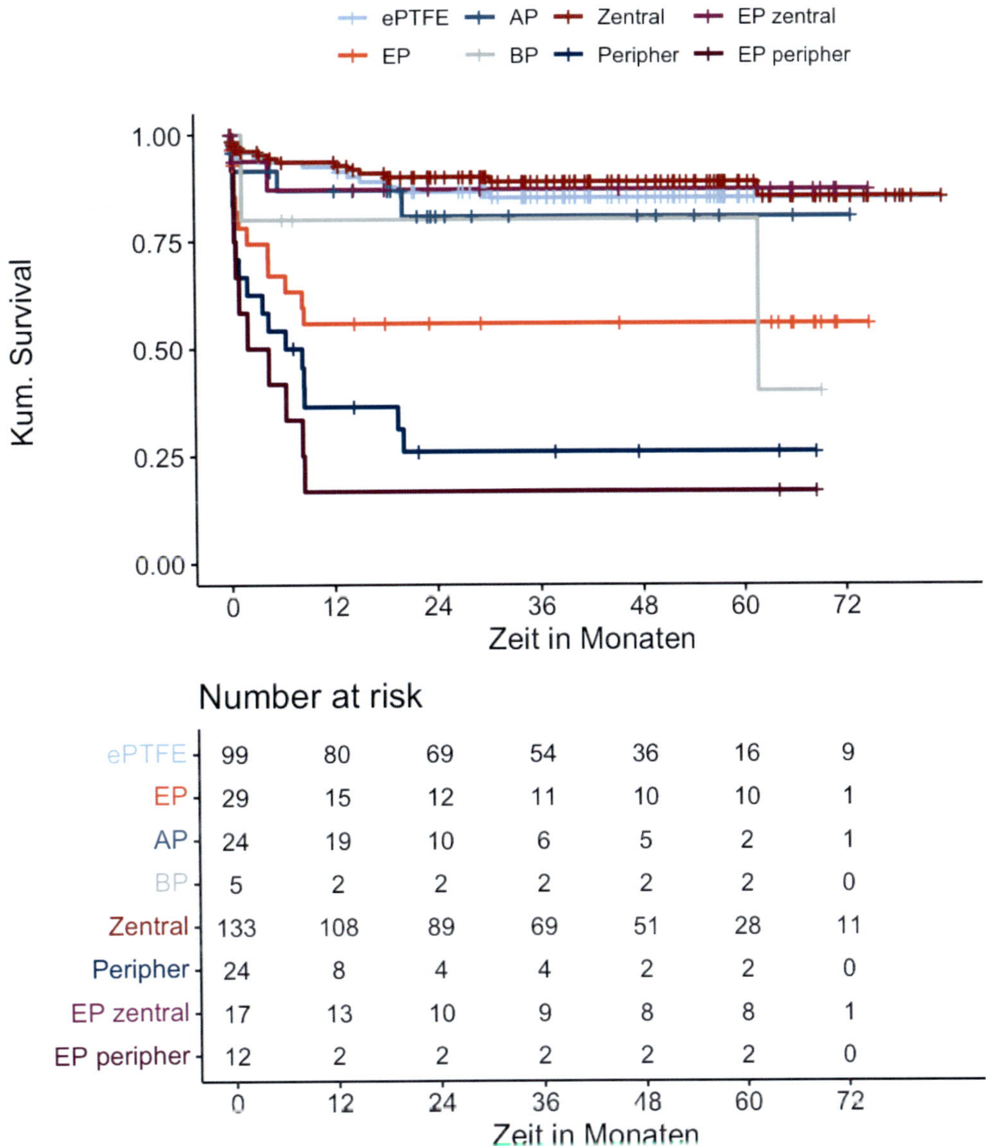


**Abbildung 22: Kaplan-Meier-Überlebenszeitkurven für alle Materialien, Lokalisation sowie EP zentral und EP peripher. Auffällig – in der „Number at risk" Tabelle gut zu erkennen – die hohe Anzahl an Implantationen von EP in peripherer Lokalisation.**

Wir analysierten insbesondere für EP, da dieser im Vergleich zu den anderen Patche eine statistisch signifikant erhöhte Wahrscheinlichkeit hatte den Endpunkt zu erreichen jedoch auch deutlich häufiger in peripherer Lokalisation eingesetzt wurde. Hierzu wurden nochmals eigene Kaplan-Meier-Analysen durchgeführt (siehe Abbildung 22).

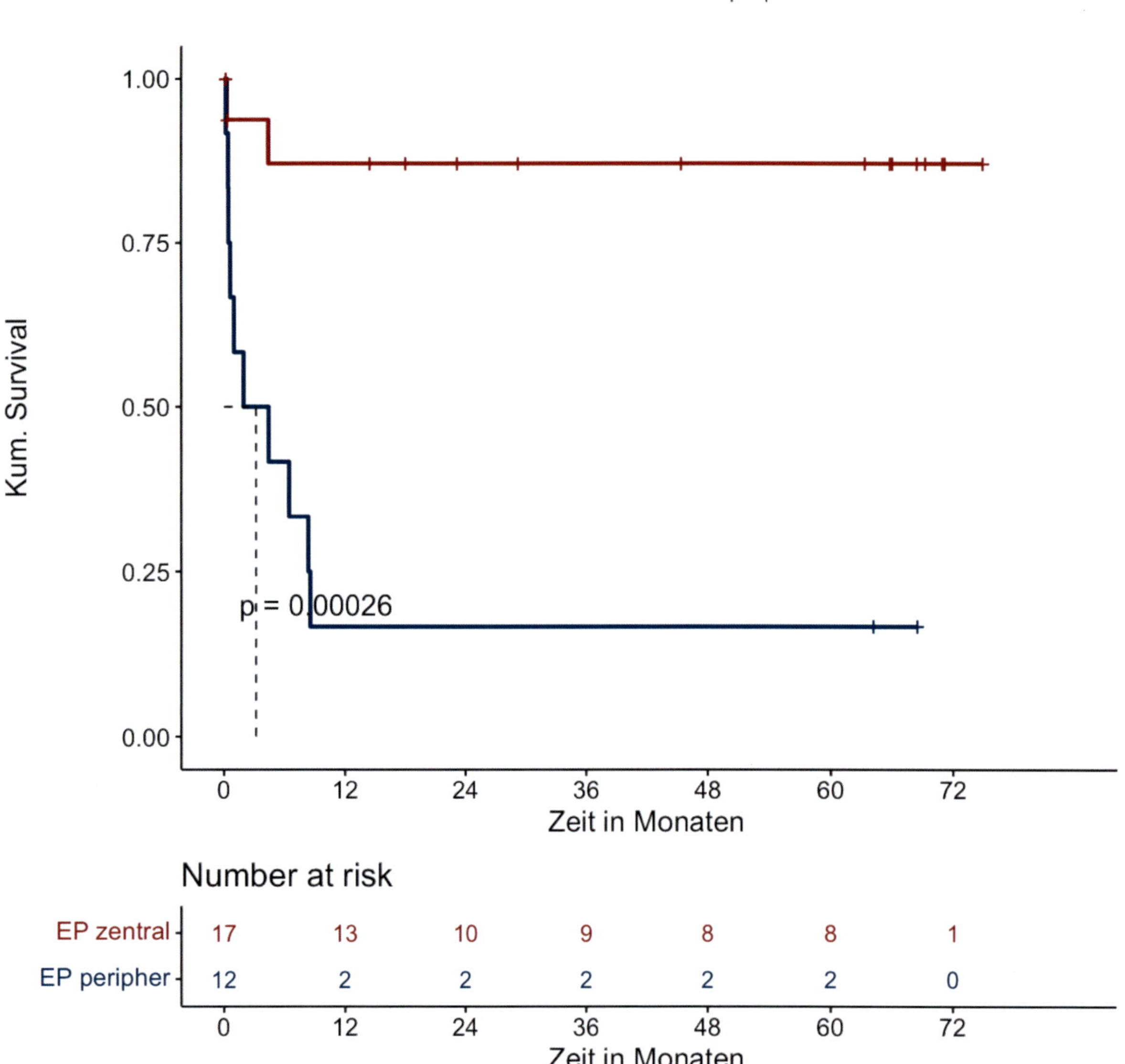


**Abbildung 23: Kaplan-Meier Überlebenszeitkurven für EP aufgeteilt nach entsprechend Implantationslokalisation zentral – peripher. Die Analyse ergab ein statistisch signifikantes Ergebnis (p < 0,05).**

Die statistische Auswertung zwischen EP zentral und EP peripher ergab ebenfalls ein statistisch signifikantes Ergebnis (p < 0,05).

Zur genaueren Differenzierung führten wir eine multivariate Überlebenszeitanalyse im Sinne einer Cox-Regressionsanalyse mittels der Funktion coxph(): Fit Regression Model des survival() Package in RStudio® durch. Wir inkludierten in einem Modell Patchlokalisation plus Patchmaterialien und verglichen das Modell mit einem separaten Modell, das nur die Lokalisation des Patches berücksichtigte. Dazu nutzen wird den Likelihoodratio Test mittels der Funktion anova() des stats() Packages. Das Ergebnis der Analyse ergab mit einem p = 0,42 keine statistisch signifikante Verbesserung des Modells.
Das Cox Regressions-Modell mit Lokalisation kontrolliert für Materialien ergab für die periphere Lokalisation einen p-Wert von < 0,001, eine HR = 9.4609 und ein 95%-Konfidenzintervall = 4.1488 - 21.574 während für das Material EP ein p-Wert von 0,39 mit einer HR = 1.4886, 95%-Konfidenzintervall 0.6043 - 3.667 berechnet wurde. Insgesamt machen die Berechnung die periphere Lokalisation als Ursache statistisch gesehen am wahrscheinlichsten.

## 7.7 Paarvergleiche der Materialien

### 7.7.1 ePTFE, EP

Im Vergleich von ePTFE mit EP (Abbildung 22) lässt sich ein signifikanter Unterschied zwischen den Materialien hinsichtlich Reintervention/-operation ermitteln (Log Rang-Test p < 0,05, siehe Abbildung 23).

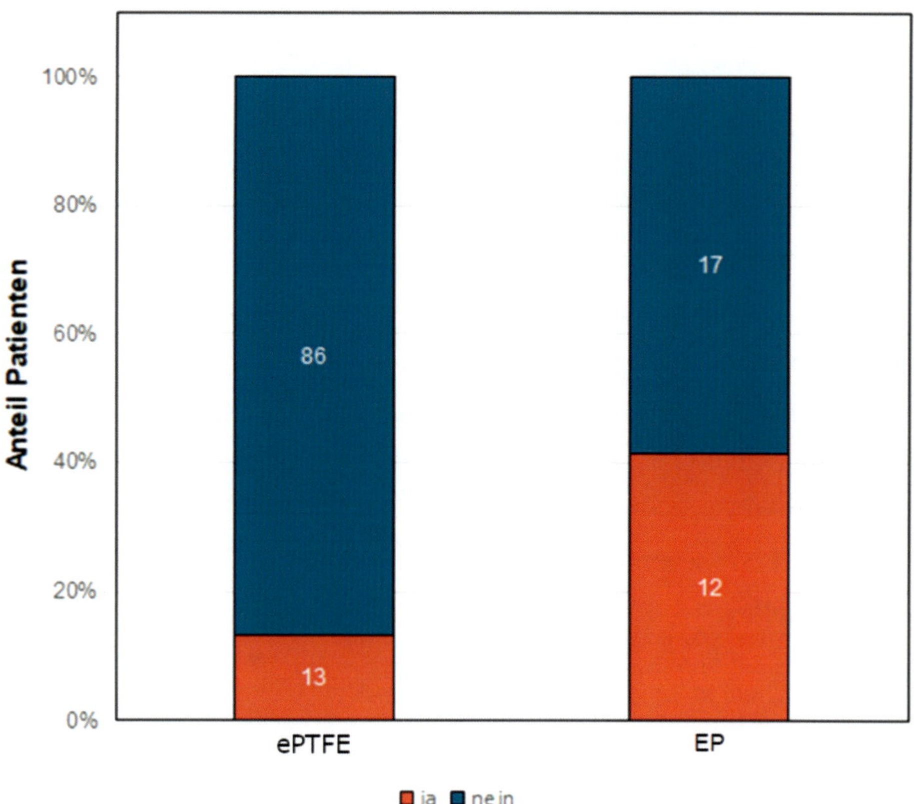


**Abbildung 24: Paarvergleich zwischen ePTFE und EP.**

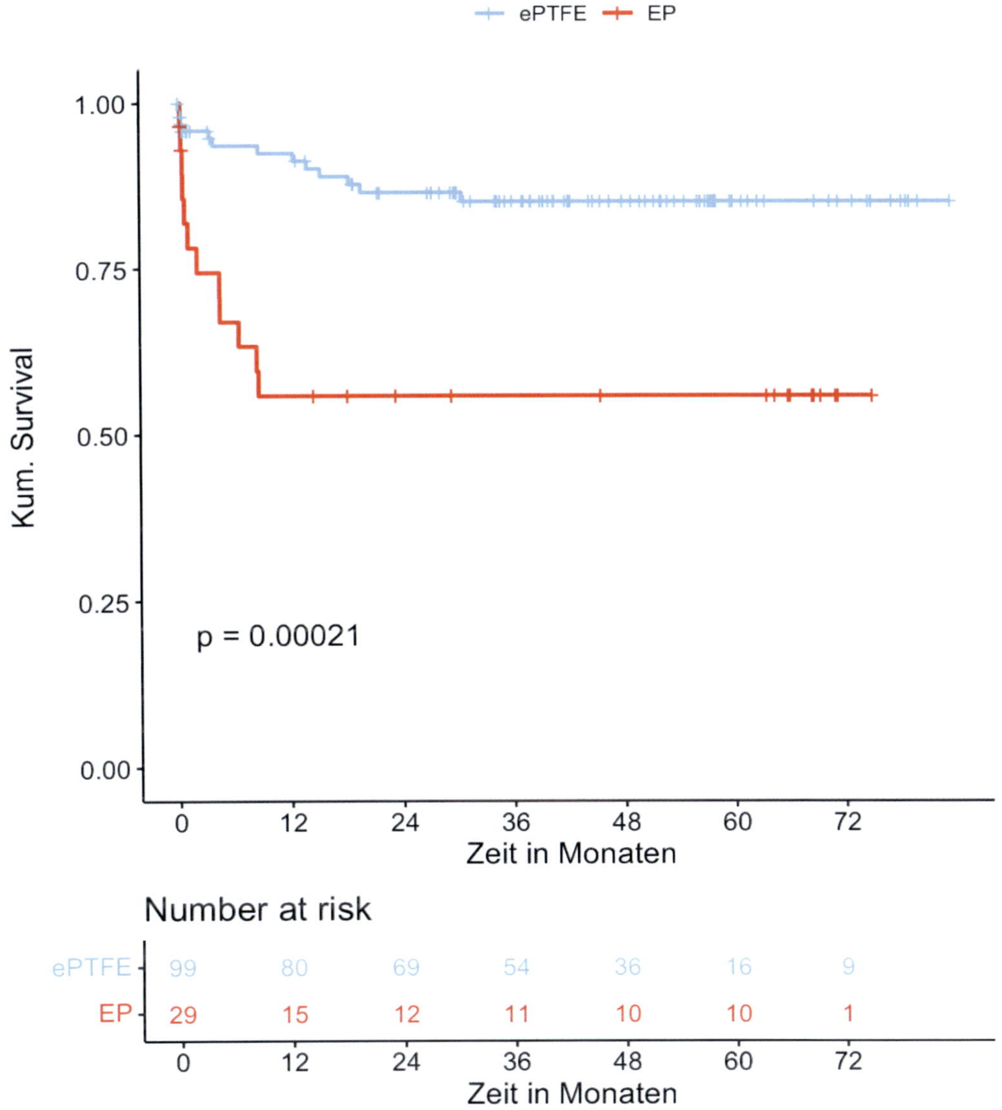


**Abbildung 25: Kaplan-Meier-Kurven, die die Freiheit von Patchversagen/Zeit bis zum Ereignis zeigt. Hier untereinander ePTFE mit EP analysiert. Die Zahlen unterhalb der Kurven repräsentieren die „Number at risk".**

### 7.7.2 AP, ePTFE

Im Vergleich von ePTFE mit AP (siehe Abbildung 24) lässt sich kein signifikanter Unterschied zwischen den Materialien hinsichtlich Reintervention/-operation ermitteln (Log-Rang-Test p > 0,05, siehe Abbildung 25).

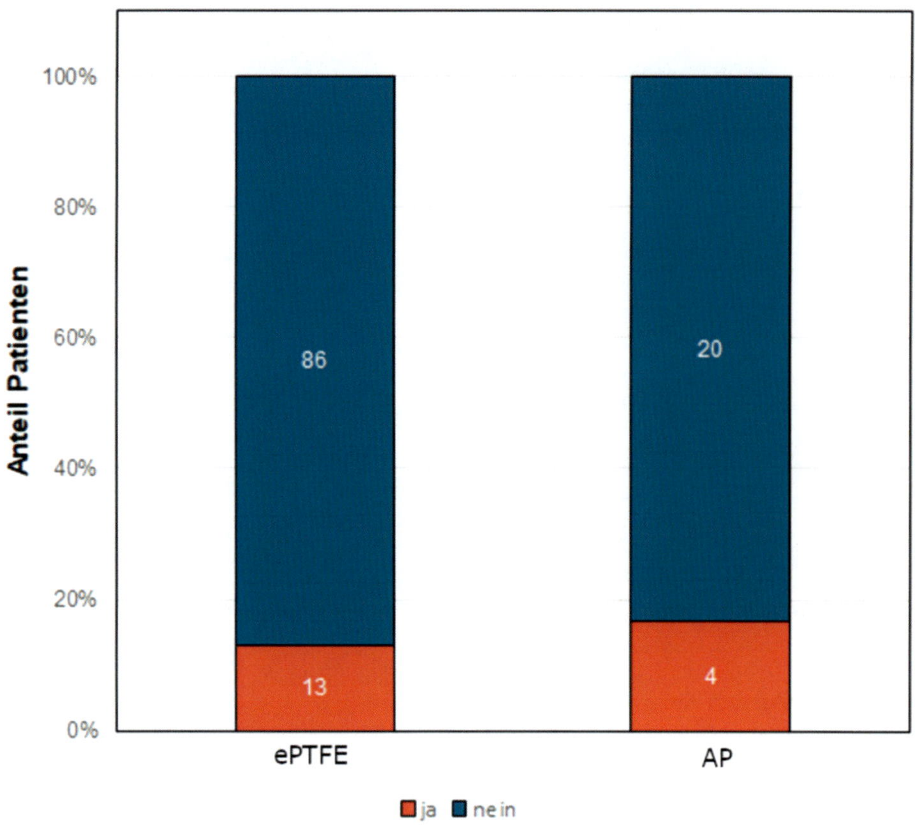


**Abbildung 26: Paarvergleich zwischen ePTFE und AP.**

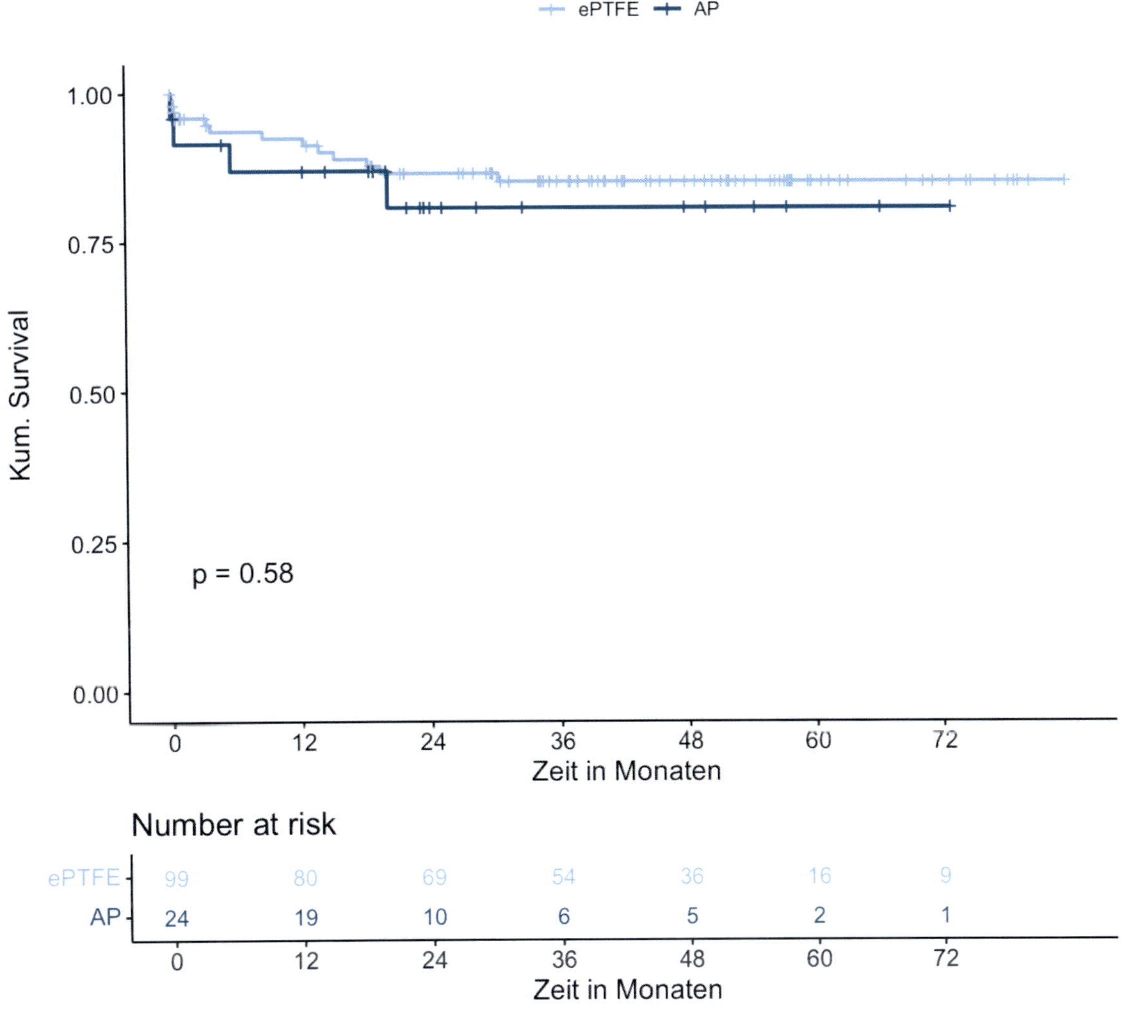


**Abbildung 27: Kaplan-Meier-Kurven, die die Freiheit von Patchversagen/Zeit bis zum Ereignis zeigt. Hier untereinander ePTFE mit AP analysiert. Die Zahlen unterhalb der Kurven repräsentieren die „Patients at risk".**

### 7.7.3 BP, ePTFE

Im Vergleich ePTFE mit BP (siehe Abbildung 26) lässt sich kein signifikanter Unterschied zwischen den Materialien hinsichtlich Reintervention/-operation ermitteln (Log-Rang-Test p > 0,05, siehe Abbildung 27).

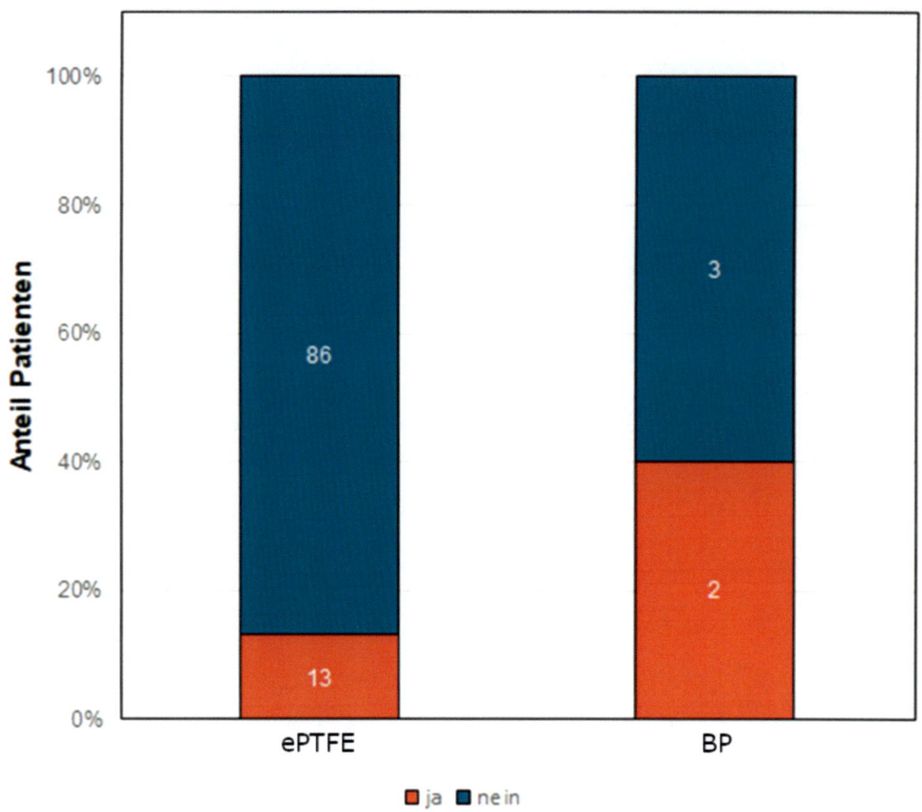


**Abbildung 28: Paarvergleich ePTFE und BP.**

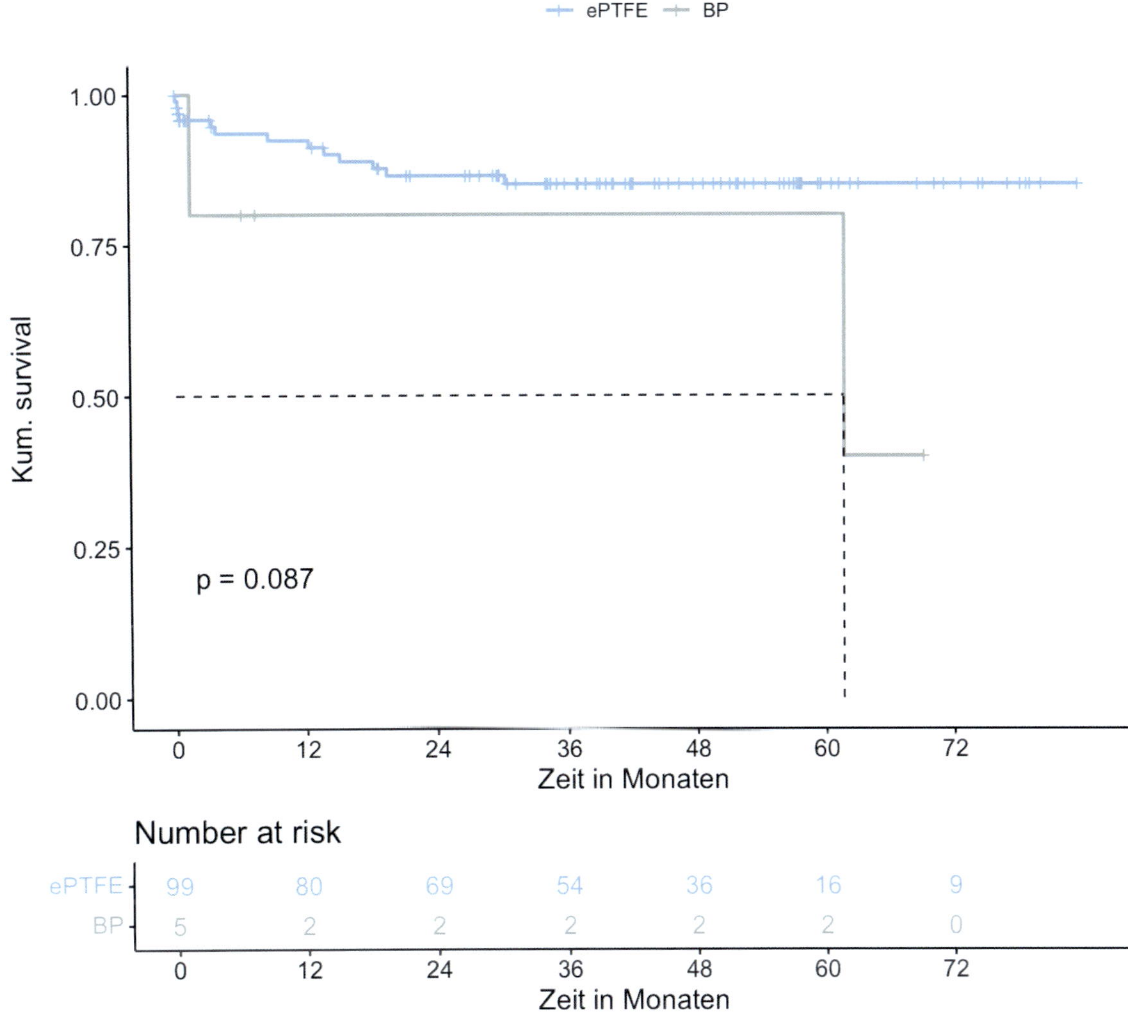


**Abbildung 29: Kaplan-Meier-Kurven, die die Freiheit von Patchversagen/Zeit bis zum Ereignis zeigt. Hier untereinander ePTFE und BP analysiert. Die Zahlen unterhalb der Kurven repräsentieren die „Patients at risk".**

### 7.7.4 AP, EP

Im Vergleich EP mit AP (siehe Abbildung 28) lässt sich kein signifikanter Unterschied zwischen den Materialien hinsichtlich Reintervention/-operation ermitteln (Log-Rang-Test p > 0,05, siehe Abbildung 29).

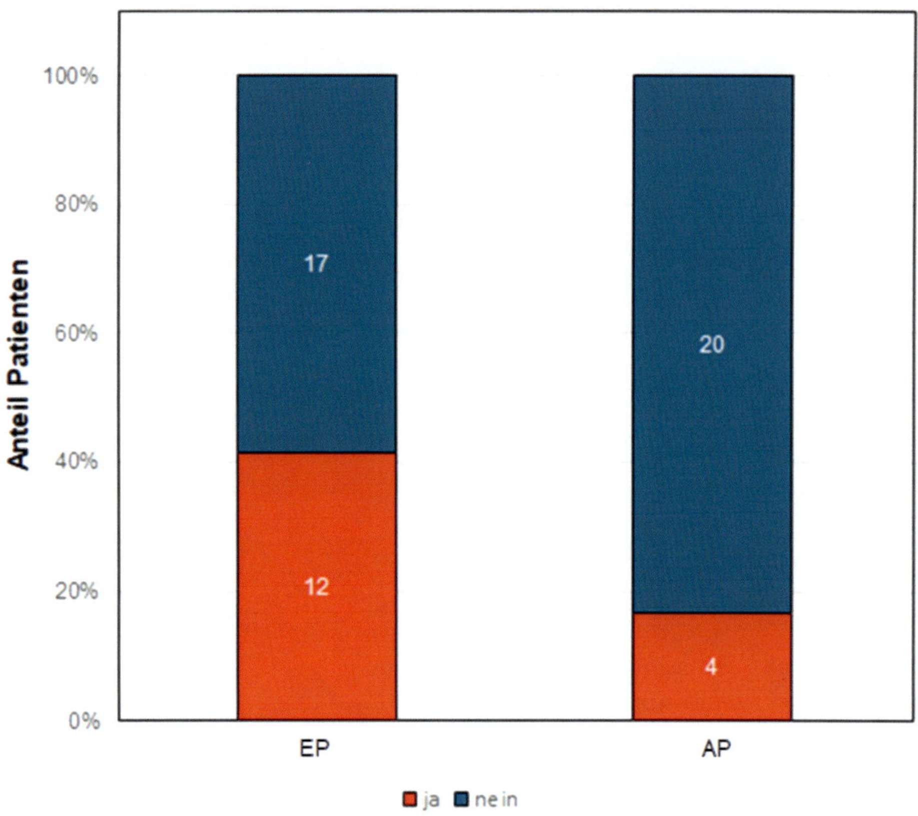


**Abbildung 30: Paarvergleich zwischen EP und AP.**

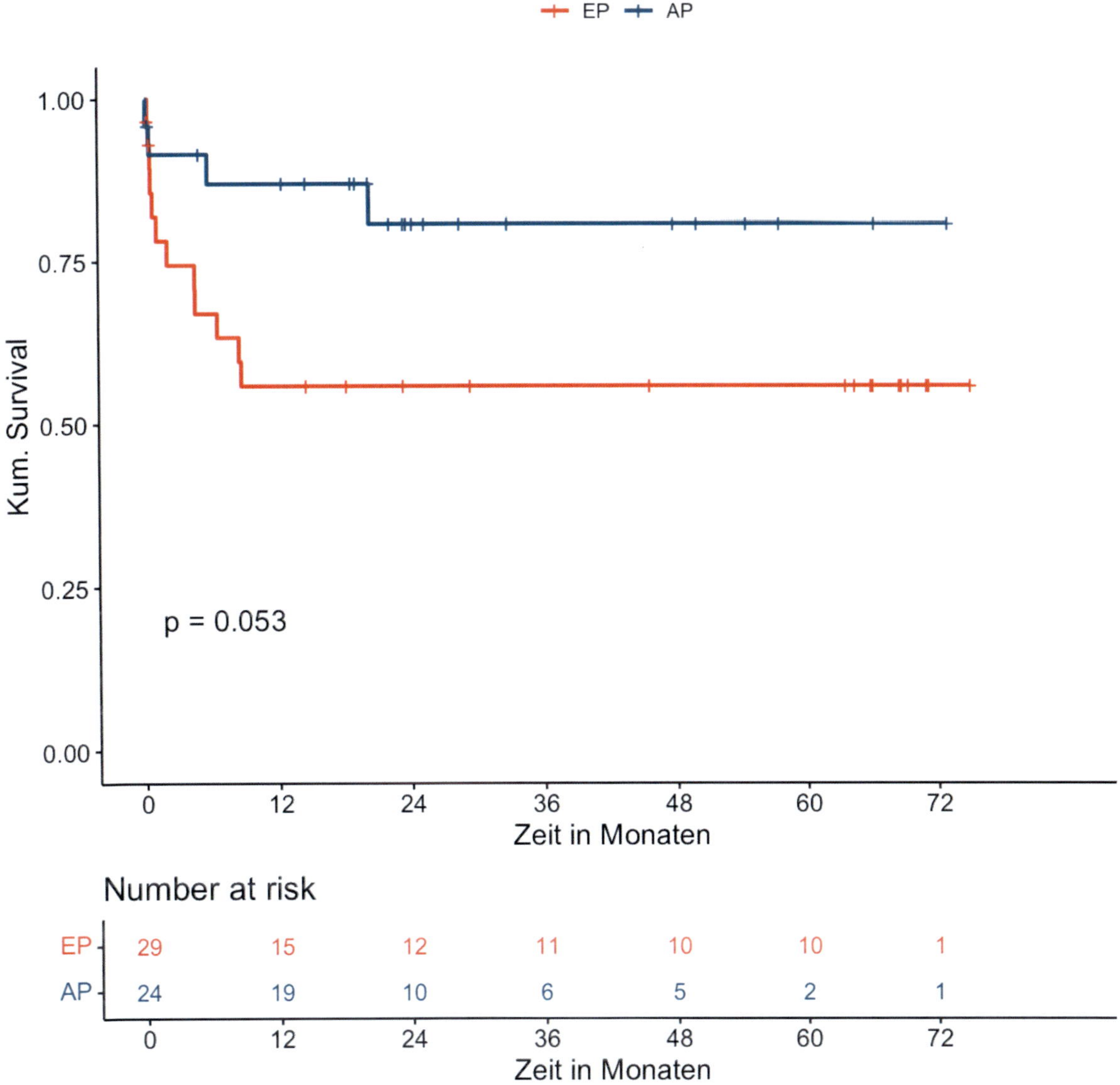


**Abbildung 31: Kaplan-Meier-Kurven, die die Freiheit von Patchversagen/Zeit bis zum Ereignis zeigt. Hier abgebildet im Vergleich EP und AP. Farblich entsprechend der Legend rechts hervorgehoben. Die Zahlen unterhalb der Kurven repräsentieren die „Patients at risk" – auch farblich entsprechend dem jeweiligen Material unterlegt.**

### 7.7.5 EP, BP

Im Vergleich EP mit BP (siehe Abbildung 30) lässt sich kein signifikanter Unterschied zwischen den Materialien hinsichtlich Reintervention/-operation ermitteln (Log-Rang-Test p > 0,05, siehe Abbildung 31).

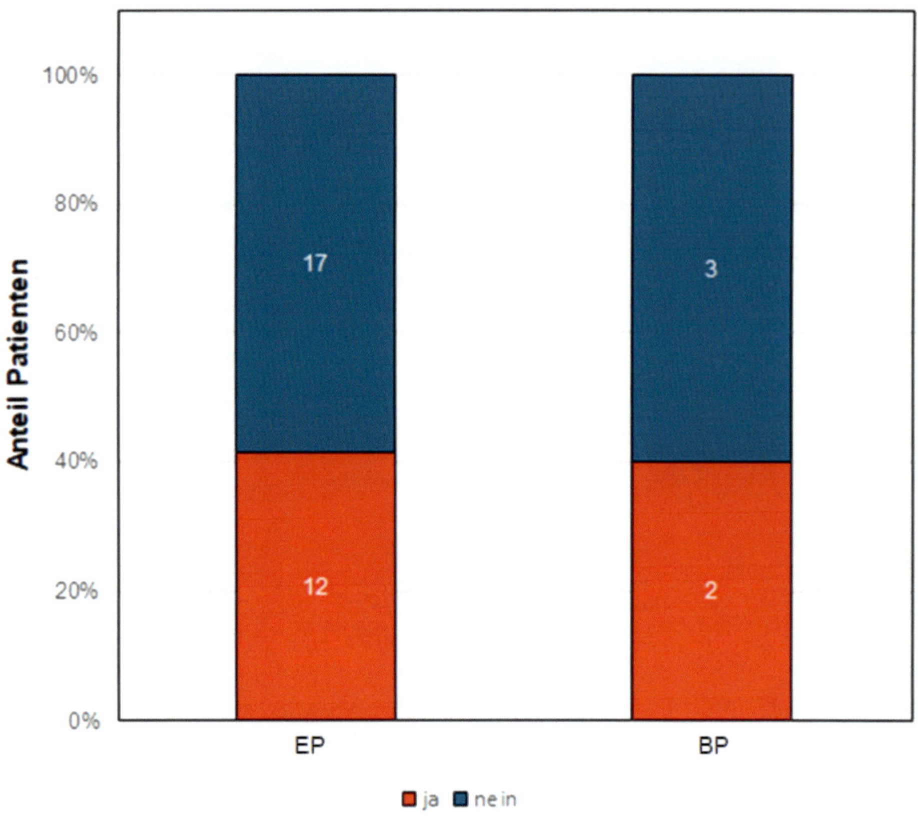


**Abbildung 32: Paarvergleich zwischen EP und AP.**

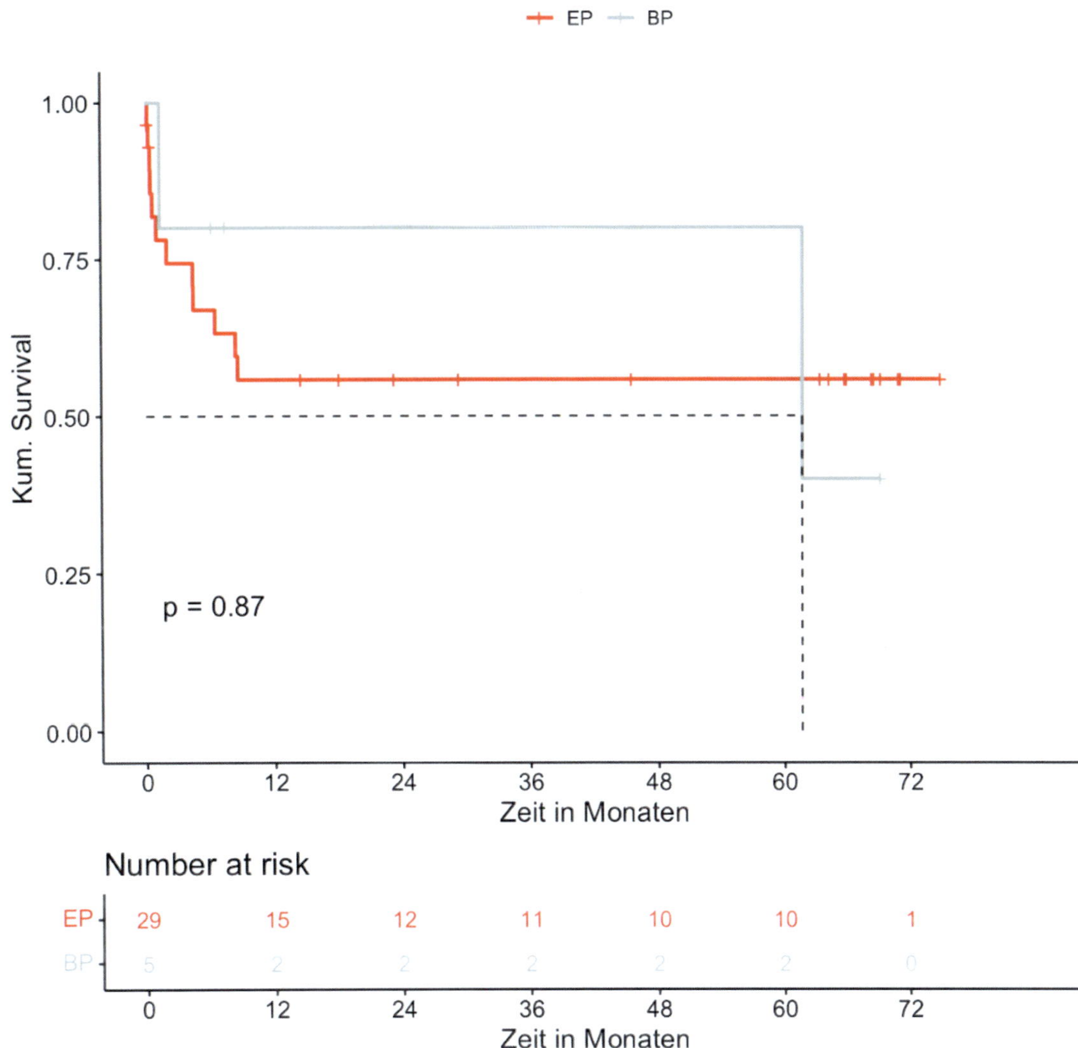


**Abbildung 33: Kaplan-Meier-Kurven, die die Freiheit von Patchversagen/Zeit bis zum Ereignis zeigt. Hier untereinander EP mit BP analysiert. Die Zahlen unterhalb der Kurven repräsentieren die „Number at risk“**

## 7.7.6 BP, AP

Vergleicht man BP mit AP (siehe Abbildung 32) so ergibt sich kein signifikanter Unterschied zwischen den Materialien hinsichtlich Reintervention/-operation (Log-Rang-Test p > 0,05, siehe Abbildung 33).

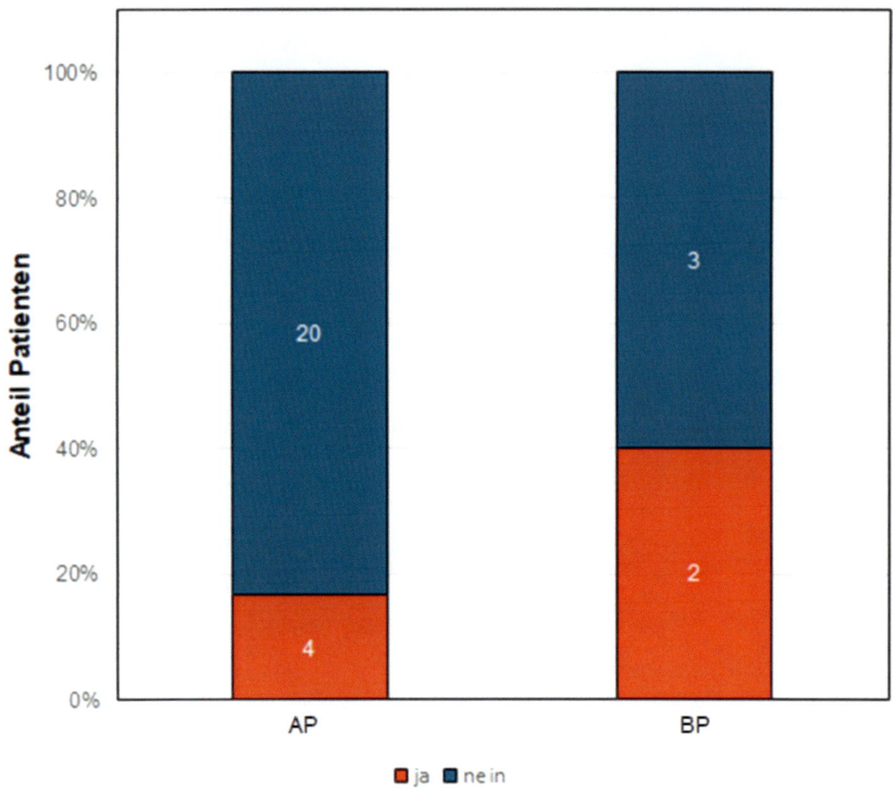


**Abbildung 34: Paarvergleich zwischen AP und BP.**

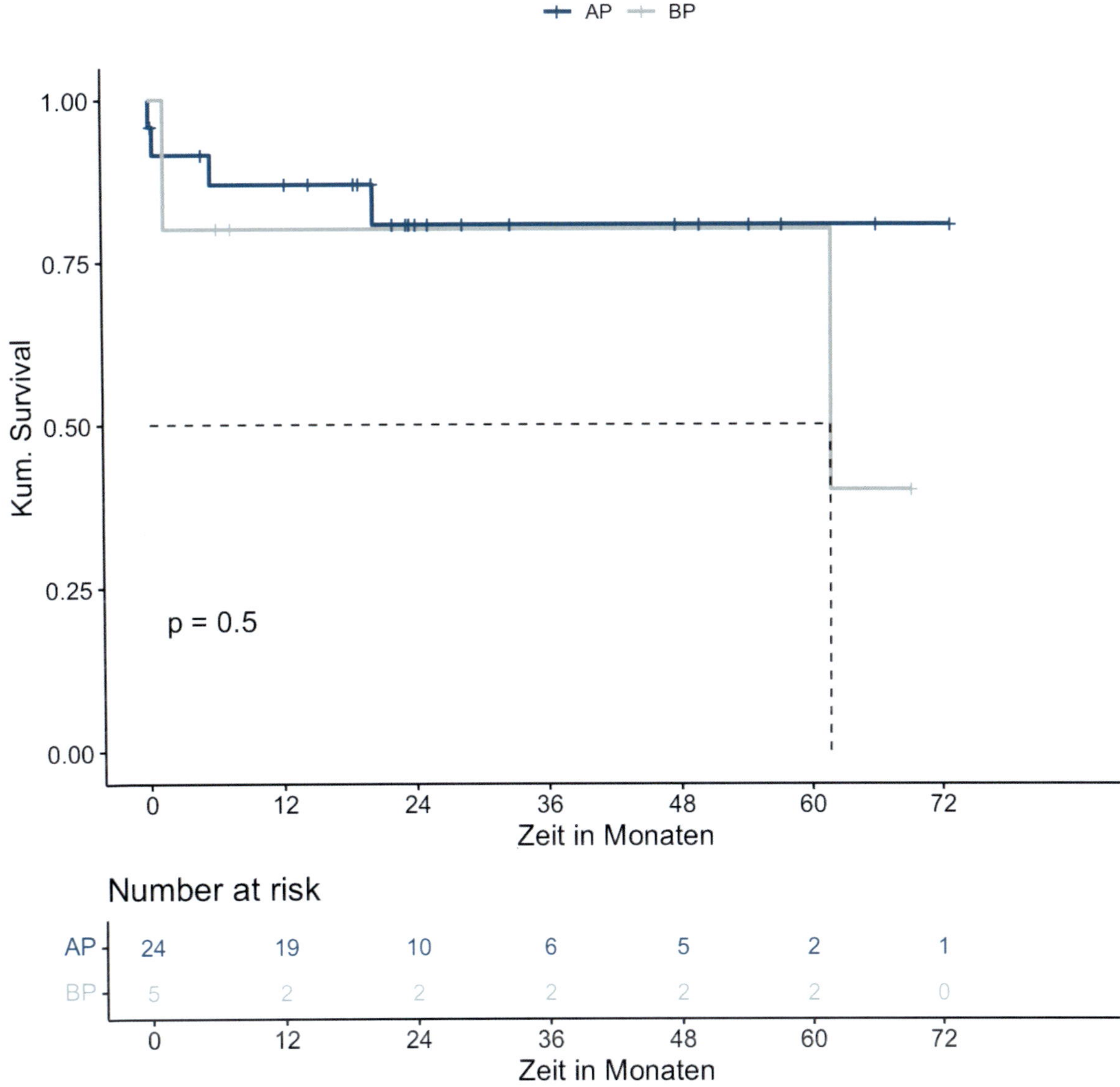


**Abbildung 35: Kaplan-Meier-Kurven, die die Freiheit von Patchversagen/Zeit bis zum Ereignis zeigt. Hier untereinander AP mit BP analysiert. Die Zahlen unterhalb der Kurven repräsentieren die „Number at risk".**

## 7.8 Risikofaktoren für eine Reintervention und Reoperation

Für das Patientenkollektiv wurden die Risikofaktoren für einen erneuten Eingriff am RVOT analysiert. Weder das Geschlecht noch die Operationsdauer waren signifikant mit dem Erreichen des Endpunktes assoziiert. Auch die erhobenen postoperativen Komplikationen waren statistisch nicht signifikant mit einer Reintervention/-verbunden. Jedoch war das Alter (U-Test, p = 0,017) mit einem medianen Alter bei Indexoperation ohne Reintervention von 6

Monaten (25. Perzentile 4 Monate, 75. Perzentile 9 Monate) im Vergleich zu einem medianen Alter bei Indexoperation mit Reintervention von 4 Monaten (25. Perzentile 2 Monate, 75. Perzentile 8 Monate, siehe Abbildung 34),

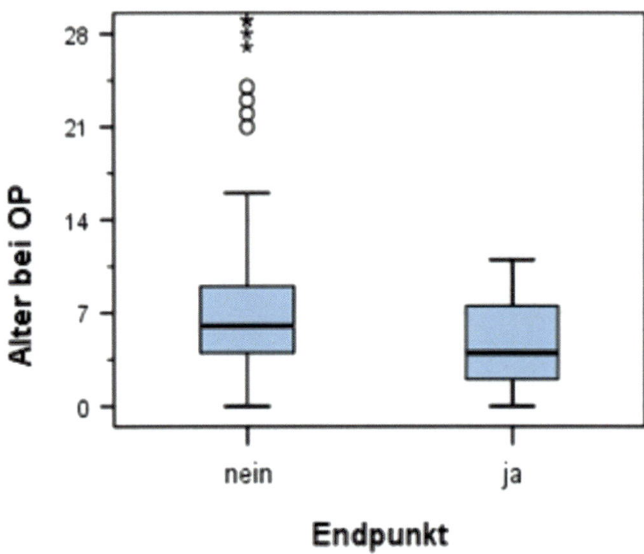


**Abbildung 36: Boxplot zur Darstellt des Alters zum Zeitpunkt der OP in Abhängigkeit Reintervention/-operation. Säule „nein" entspricht Endpunkt (Reintervention/-operation/Patchversagen) nicht erreicht, „ja" entspricht Endpunkt erreicht.**

das Gewicht ($p < 0,001$) mit einem Median von 6500g ohne Reintervention (25. Perzentile 5500g, 75. Perzentile 7700g) im Vergleich zu einem medianen Gewicht bei Patienten mit Reintervention von 5000g (25. Perzentile 4100g, 75. Perzentile 6700g, siehe Abbildung 35) und

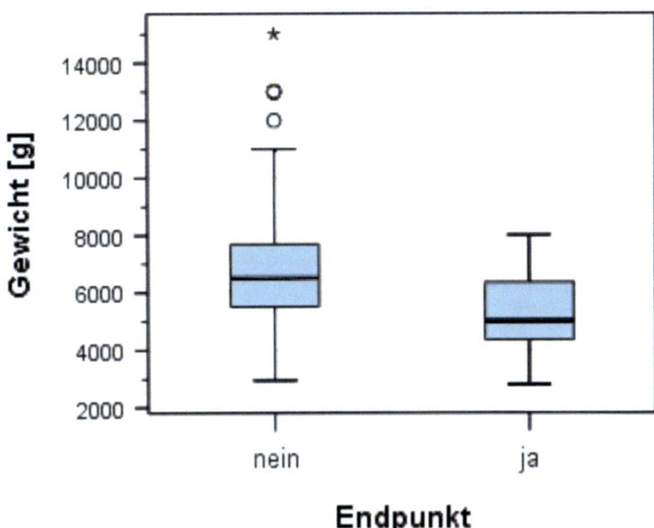


**Abbildung 37: Boxplot zur Darstellung des Gewichts zum Zeitpunkt der OP in Abhängigkeit Reintervention/-operation. Säule „nein" entspricht Endpunkt (Reintervention/-operation/Patchversagen) nicht erreicht, „ja" entspricht Endpunkt erreicht.**

eine stattgehabte Vorintervention/-operation (Chi-Quadrat-Test, p = 0,005) signifikant mit dem Erreichen des Endpunkts assoziiert.

# 8 Diskussion

## 8.1 Hintergrund

Bei angeborenen Herzfehlern mit vermindertem Lungenfluss ist es häufig notwendig den RVOT mittels eines Patches zu erweitern, um eine ausreichende Perfusion der PA und damit der Lunge zu ermöglichen (Pok & Jacot, 2011). Abhängig vom Alter des Patienten und von der Anatomie des zugrundeliegenden Herzfehlers werden verschiedene Techniken und prothetische Materialien mit unterschiedlichen physikalischen und chemischen Eigenschaften verwendet. Viele Rekonstruktionen werden mit der Zeit dysfunktional und führen unter anderem zu postoperativen Komplikationen wie Restenosen (McElhinney, 2012). Bei den derzeit zum Einsatz kommenden Materialien ist es häufig notwendig einen erneuten interventionellen oder chirurgischen Eingriff im Langzeitverlauf durchzuführen (Ebert et al., 2020). Dies liegt zum einen an der mangelnden Fähigkeit zum Wachstum des Stoffs sowie aufgrund spezifischer, dem jeweiligen Material zugehöriger Komplikationen wie dem Auftreten von Verkalkungen, Immunreaktionen und Aneurysmenbildung begründet (Neethling et al., 2006) (Schmidt & Baier, 2000) (Bennink et al., 2001). Das Material mit dem geringsten Reinterventions- beziehungsweise Komplikationspotenzial zu finden könnte dazu beitragen, die Entscheidungsfindung im Sinne eines „value based decision making“ zu erleichtern (Mayer, 1995). In der vorliegenden Studie wurden anhand dieser Fragestellung verschiedene Patchmaterialien, die regelmäßig am DHM zum Einsatz kommen, ausgewertet und die jeweilige Reinterventionsrate/-operationsrate am RVOT analysiert.

Zunächst soll angemerkt werden, dass die Haltbarkeit der Patch Augmentation auch von anderen Faktoren abhängig ist: So ist - unter anderem - das Alter zum Zeitpunkt der Index-Operation sowie die zugrundliegende Diagnose ein Risikofaktor für eine erneute Intervention. Cresalia, Armstrong et al. kamen zu diesen Ergebnissen in ihrer Studie von 2018, in der sie die Inzidenz sowie Risikofaktoren für eine erneute Intervention nach Patchaugmentation der PA untersuchten. Sie ermittelten, dass ein Alter von unter 30 Tagen sowie das Vorhandensein einer bilateralen PS die Reinterventionsrate signifikant erhöhten (Cresalia et al., 2018). Hinsichtlich des Patientenalters kamen wir in unserer Studie zu einem ähnlichen Ergebnis: Ein jüngeres Patientenalter zum Zeitpunkt der Operation stellte sich als Risikofaktor für eine erneute Reintervention/-operation heraus. Das mediane Alter der Patienten, die in unserer Studie eine Reintervention/-operation benötigten lag zum Zeitpunkt der Indexoperation im Median bei 4 Monaten (25. Perzentile 2 Monate, 75. Perzentile 8 Monate). Ausschlaggebender

Faktor bei den sehr jungen Patienten ist die rasante Gewichtszunahme, da sie im ersten Lebensjahr ihr Geburtsgewicht verdreifachen und sie dadurch eine höhere Wahrscheinlichkeit haben dem Patch zu entwachsen (Cresalia et al., 2018).
Außerdem ließ sich in unseren Untersuchungen ein niedrigeres Körpergewicht zum Zeitpunkt der OP mit einem erneuten Eingriff in Assoziation bringen. Von Ebert, McGinnis et al. kamen in einer retrospektiven Studie von 2020 mit 180 Patienten ebenfalls zu dem Ergebnis, dass das Gewicht zum Zeitpunkt der Operation ein Risikofaktor für eine Reintervention nach PA-Rekonstruktion ist ($p = 0.004$). Das mediane Alter und Gewicht zum Zeitpunkt der Patch-Rekonstruktion waren in ihrer Studie 12,1 Monate und 8,5 kg. (Ebert et al., 2020). In unseren Untersuchungen ermittelten wir ein medianes Gewicht zum Zeitpunkt der Indexoperation der Patienten, die mindestens einen erneuten Eingriff benötigten, von 5000g im Vergleich zu 6500g ohne Reintervention. Hier soll angemerkt werden, dass das Gewicht mit dem Alter eng korreliert und daher beide Faktoren nicht als unabhängig voneinander angesehen werden können. Die vermuteten Gründe für das Erreichen des Endpunkts bleiben daher, wie die oben schon beim Alter erwähnten, die gleichen.
Abgesehen davon konnten wir in unseren Untersuchungen als Risikofaktor eine Vorintervention/-operation zur Verbesserung des Lungenflusses identifizieren. Patienten, die eine Palliation vor der Korrektur-Operation benötigen, haben oft eine Ductus-abhängige Lungenperfusion und müssen daher schon im Neugeborenenalter behandelt werden.

Ferner konnten wir zeigen, dass peripheren PA Augmentationen im Vergleich zu zentralen Augmentationen eine deutlich höhere Wahrscheinlichkeit haben einen erneuten Eingriff zu benötigen. Dieses Ergebnis war in unserer Auswertung hochsignifikant ($p < 0,0001$). Wir ermittelten für periphere PA Augmentationen eine Reinterventionsrate von 71% im Vergleich zu 11% bei zentralen Patches. Was zusätzlich in unserer Auswertung auffiel, war, dass das einzige Material, dass in unserer Auswertung statistisch gesehen eine ebenfalls erhöhte Reinterventionsrate hatte, nämlich EP, deutlich häufiger in der peripheren Lokalisation implantiert wurde. In einer erweiterten statistischen Analyse mittels Cox Regressions-Modell kontrolliert für Materialien ergab für die periphere Lokalisation einen p-Wert von < 0,001, während für das Material EP ein p-Wert von 0,39 berechnet wurde. Ein durchgeführter Likelihoodratio Test zum Vergleich der Modelle war ebenfalls nicht statistisch signifikant. Es stellt sich mit diesem Ergebnis heraus, dass nicht die Patchmaterialien, sondern die anatomische Lokalisation des Patches beziehungsweise die ursprüngliche Lokalisation der Stenose der wesentliche Risikofaktor für eine erhöhte Reinterventionsrate ist.

Auch andere Autoren kamen zu dem Schluss, dass periphere PA Augmentationen ein höheres Risiko für eine Reintervention haben:

Ebert et. al konnten zwar kein statistisch signifikantes Ergebnis hinsichtlich dessen liefern, nichtsdestotrotz sind die Autoren der Meinung, dass die periphere PA Augmentation ein Risikofaktor ist. In ihrer Studie legten sie leider nicht explizit dar, wie häufig im Vergleich zu zentralen PA Augmentation eine Reintervention an den PA-Ästen stattfand, insgesamt kamen sie jedoch auf eine Reinterventionsrate von ca. 16% bei einem medianen Follow Up von 3.7 Jahren (Ebert et al., 2020).

Als Ursache für die erhöhte Reinterventionsrate bei Patchimplantation in peripherer Lokalisation kommt zum einen eine insgesamte Hypoplasie der PA in Frage, was zu einem beeinträchtigten Wachstum – auch im weiteren Verlauf - führt. Zum anderen ist ein weiterer möglicher Erklärungsansatz eine umschriebene Stenose im Bereich der insertionsstelle des Ductus arteriosus Botalli („Coarcatatio der LPA"). Darüber hinaus kommen Vorbehandlungen der Patienten im Bereich der PA in Anbetracht – was in unseren Auswertungen auch relevant mit einer Reintervention/-operation assoziiert war ($p < 0,05$) – die zu minderwertigem Narbengewebe führen, welches ein abnormales Wachstum aufweist.

Cresalia et al. kamen im Vergleich dazu in ihrer Studie zu peripheren PA Augmentationen auf eine Rate von 33% bei einem medianen Follow Up von 4 Jahren. Insgesamt ermittelten sie eine Reinterventionsrate nach 3 Jahren von 33% sowie nach 10 Jahren von 54% (Cresalia et al., 2018). Dabei verwendeten sie ebenfalls unterschiedliche Materialien: Homografts bei 83 Patienten (61%), Perikard bei 28 Patienten (21%), bei 14 Patienten (10%) Gore-Tex (W.L. Gore and Associates, Newark, DE), bei 6 Patienten (4%) Contegra (Medtronic, Minneapolis, MN), bei 2 Patienten (2%) CorMatrix (CorMatrix Cardiovascular Inc, Roswell, GA) und bei 2 Patienten (2%) nicht spezifiziertes Material – jedoch analysierten sie nicht direkt die einzelnen Implantate im Vergleich zueinander. Abgesehen davon sind ihre Ergebnisse aufgrund der Lokalisation des Patches im Bereich der PA sowie des Alters zum Zeitpunkt der Indexoperation (Median 0,9 Jahre; Interquartil Abstand 0,3 – 3,6 Jahre) für unsere Studien relevant. So deuten ihre Ergebnisse mit einer Reinterventionsrate von 33% für die PA Ast Augmentationen eine insgesamt erhöhte Reinterventionsrate hin, was unser Resultat in Bezug darauf untermauert.

Vida et al. untersuchten 34 Patienten mit einem medianen Alter bei OP von 8 Monaten, die sich einer PA-Plastik aufgrund einer Stenose (angeboren/erworben) unterzogen. Der Bereich der Obstruktion von den Kindern die sie operierten lag – im Gegensatz zu der Studie von Cresalia et al. - dabei hauptsächlich am Ursprung der PA. Mit einer medianen Nachbeobachtungszeit nach der chirurgischen Behandlung von 4,7 Jahren, fanden sie heraus, dass 64% mindestens einen erneuten Kathetereingriff aufgrund von Reststenosen benötigten. Die meisten von ihnen (57%) wurden vor dem sechsten Lebensmonat operiert, und die meisten hatten eine erworbene PA-Stenose (n = 14, 67%). Wenn man hier lediglich die Patienten mit angeborenem Herzfehler betrachtet, so kommt man auf eine Reinterventionsrate von 21%. Somit erreichen die Autoren ebenfalls geringere Raten bei zentralerer Lokalisation der Rekonstruktion (Vida et al., 2013).

Fraint et al. analysierten 2016 retrospektiv Patienten, die sich zwischen 2004 und 2013 einer PA-Augmentation unterzogen. Dabei verglichen sie die Ergebnisse nach Operation zwischen Standard Patchmaterialien (SP) (umfassend autologes Perikard, allogenes Material und ePTFE) mit einer extrazellulären Matrix (ECM)-Patch-Material. Das ECM Material wird aus der Dünndarm-Submukosa von Schweinen hergestellt und ist ein nichtzelluläres Material, das nur aus Strukturproteinen besteht und die natürliche Umgebung von Zellen wirksam nachahmt. Es ist eine Matrix aus Strukturproteinen, die normalerweise außerhalb der Zellen zu finden sind und das umgebende Gewebe stützen (Brinster & Patel, 2014).

Primärer Endpunkt war ebenfalls Reinterventionsfreiheit. Vierzehn der Patienten (29%) in der ECM Gruppe und 67 Patienten in der SP Gruppe (39%) benötigten eine erneute Reintervention mit einer medianen Zeit von 1099 Tagen bis zur erneuten Intervention. Es gab weder einen statistisch signifikanten Unterschied zwischen SP und ECM Gruppe noch unter den verschiedenen Materialien untereinander. Während wir in unserer Studie zwar keinen ECM-Patch analysierten, so untersuchten die Autoren jedoch auch für uns relevante Materialien in Bezug auf PA-Patch-Augmentation wie AP oder ePTFE und kamen mit ihren Resultaten nur zu dem Schluss, dass die Auswahl des Materials zur PA Augmentation den Vorlieben des Operateurs entsprechen oder nach Kosten ausgewählt werden sollten. Interessant an der Studie ist– sie exkludierten keine univentrikulären Herzen wie wir – dass eine univentrikuläre-Physiologie mit einer längeren Reinterventionsfreiheit assoziiert, war (H et al., 2016).

Balasubramanya et al. bewerteten die Ergebnisse nach Korrektur OP bei Neugeborenen und Kleinkindern mit TOF, PS und PA und verglichen die jeweiligen Eingriffe miteinander. Die Korrektur-OPs umfassten dabei klappenerhaltende OPs, TAP Augmentation und Conduit-Implantationen. Für die Patienten, die einen Patch erhielten, konnten die Autoren eine Reinterventionsrate von 21% identifizieren. Innerhalb dieser Gruppe hatten 21 Patienten als zugrundliegende Diagnose einen TOF/PS und 14 Patienten TOF/PA. Leider erwähnten die Autoren in ihrer Studie das verwendete Patchmaterial nicht – ihre Ergebnisse im Bereich des RVOT sind dennoch für uns als Benchmark hinsichtlich ihrer ermittelten Raten relevant (Balasubramanya et al., 2018).

Wir ermittelten für das gesamte Kollektiv in unserer Studie eine Reinterventionsrate/-operationsrate von 19,7%. Somit war unser Ergebnis vergleichbar mit anderen – eben besprochenen – Studien (Murin et al., 2021) (Cresalia et al., 2018) (Balasubramanya et al., 2018) (H et al., 2016) (Vida et al., 2013).

Im Vergleich der Materialien untereinander analysierten wir für das equine Material eine statistisch signifikant erhöhte Reinterventionsrate gegenüber dem ePTFE-Patch, der insgesamt die niedrigste Rate aufwies – einen direkten kausalen Zusammenhang zwischen dem Material und der Reinterventionsrate können wir jedoch mit dieser statistischen Studie nicht zeigen. Darüber hinaus kamen Talwar et al., die im Jahr 2019 eine systematische Literaturrecherche zu der Thematik durchführten, zu dem Ergebnis, dass es keine Beweise dafür gibt, dass ein Patchmaterial dem anderen überlegen ist. Die derzeitige Praxis basiert laut ihnen eher auf individuellen Erfahrungen als auf wissenschaftlichen Daten (Talwar et al., 2019).

Insgesamt zeigten alle Patienten sehr gute Überlebenswahrscheinlichkeiten (97,5%). Es konnte kein statistisch signifikanter Zusammenhang zwischen dem verwendeten Patchmaterial und der Letalität hergestellt werden. Andere Autoren kamen zu dem gleichen Ergebnis (Ebert et al., 2020), (Cresalia et al., 2018).

## 8.2 Vergleich der Materialien

### ePTFE

Die Gruppe an Patienten, die einen ePTFE Patch implantiert bekamen war in unseren Untersuchungen die größte Studienpopulation und erzielte die geringste Reinterventions/-operationsrate. Von 99 mit ePTFE behandelten Patienten benötigten 13 (13%) einen erneuten Eingriff im Bereich des Patches. Insgesamt gibt es wenige Studien, die das Material als Implantat im Bereich RVOT betrachten. Jedoch ist ePTFE bereits in anderen kardiovaskulären Lokalisationen und Funktionen gut untersucht worden, zum Beispiel als systemisch-pulmonalarterieller Shunt (Amato et al., 1988).

Talwar et al. führten 2016 einen Vergleich zur Rekonstruktion des RVOT - zumindest was den kurzfristigen Operationserfolg angeht - von ePTFE mit AP durch, wobei sie die Patienten lediglich bis zur Entlassung nach OP evaluierten. Sie untersuchten ihre Patienten postoperativ in Bezug auf Herzrhythmus, Beatmungsdauer, Mediastinal- und Pleuradrainagepflichtigkeit sowie Dauer des Aufenthalts auf der Intensivstation. Außerdem ermittelten sie den prä- und postoperativen Druckgradienten über dem RVOT, ob eine PI bestand und die systolische rechtsventrikuläre Funktion. Insgesamt schlussfolgerten die Autoren, dass beide Materialien vergleichbare Ergebnisse liefern. Es gab insbesondere keinen Unterschied in der systolischen Funktion des RV zwischen den beiden Gruppen. Interessant war jedoch, dass die Reexplorationsrate aufgrund von Nadelstichblutungen nach Implantation eines ePTFE-Patches höher war als die des Perikardpatches (6:1) (Talwar et al., 2016). Dies ist ein in der Literatur bekanntes Problem des ePTFE Implantats. Dem gegenüber fanden wir keine Hinweise auf eine erhöhte postoperative Komplikationsrate für ePTFE im Vergleich zu den anderen verwendeten Materialien. Die durchschnittliche OP-Dauer, indirekt als Hinweis für eine verlängerte Blutstillung im OP, war in der ePTFE Gruppe nicht größer als bei den anderen Materialien. Unabhängig von diesem Ergebnis ist es möglich die Nadelstichblutungsrate durch Verwendung feinerer Nadeln oder mit Hilfe von speziellen ePTFE Nahtmaterial verringert werden (Talwar et al., 2019). Längerfristige Daten zur Reinterventionsrate wurden leider nicht erhoben.

Miyazaki et. al werteten 2019 retrospektiv Daten von 690 Patienten (Zeitraum 2001-2015 in 65 japanischen Zentren), die sich einer RVOT-Rekonstruktion mittels ePTFE-Klappenpatches und ePTFE-Klappenpatches mit vorgewölbten Sinus unterzogen. In ihrer Studie ging es zwar im Wesentlichen darum, das Material und die Geometrie in Hinblick auf Klappenfunktion zur Rekonstruktion des RVOT zu untersuchen, jedoch liefern sie auch für uns wichtige Informationen in Bezug auf Langzeitfunktion des Materials in der entsprechenden anatomischen Lokalisation bei vergleichbaren zugrundliegenden Herzerkrankungen. Sie schlossen in ihre Auswertung nur Patienten ein, die sich einer primären Korrektur unterzogen. Patienten mit Conduit-Implantationen und Palliationen wurden ausgeschlossen. Das mediane Alter und Gewicht der Patienten betrug 1,3 Jahre (Interquatilsabstand 0,9–2,3 Jahre) und 8,7kg (Interquatilsabstand 7,4–10,5kg). Die Nachbeobachtungszeit betrug 7,6 ± 3,9 Jahre. Insgesamt erhielten 414 Patienten (60,0%) einen postoperativen Herzkatheter, wobei bei insgesamt 69 Patienten (10,0%) ein Kathetereingriff erforderlich war – davon 57 Ballondilatationen aufgrund peripherer PA Stenosen. Bei 40 Patienten wurde eine erneute RVOT-Rekonstruktion durchgeführt. Sie erfassten eine Gesamtfreiheit von Reoperation nach 5, 10 und 15 Jahren von 96,5 %, 93,1 % bzw. 87,9 %. Sie schlussfolgerten, dass die verwendeten ePTFE-Patche die optimale Wahl zur Rekonstruktion des RVOT sein könnten (Miyazaki et al., 2019).

Scavo et al. verglichen die Ergebnisse einer transannulären Patchplastik des RVOT unter Verwendung von ePTFE (n = 9), unbehandeltem Perikard (n = 6) oder mit GA fixiertem Perikard (n = 6) zur Herstellung von Herzklappen in einem Tierversuch. Sie untersuchten Hämodynamik mittels Angio- und Echokardiographie, makroskopische und mikroskopische Pathologie. Sie fanden keine signifikanten Unterschiede zwischen den drei Gruppen; jedoch war die Regurgitationsrate in der ePTFE- (1/9) und GA-behandelten Gruppe (0/6) im Vergleich zur Perikardgruppe (5/6) vermindert (Scavo et al., 1998). Dies liegt wahrscheinlich daran, dass das unbehandelte Perikard zu nachgiebig im Vergleich zu ePTFE oder mit GA fixiertes Perikard ist. PR kann unbehandelt im weiteren Verlauf zu einer schweren RV Dysfunktion führen. Daneben ist die Rigidität des Materials auch intraoperativ von Vorteil, da es dadurch leichter zu handhaben ist. Insgesamt kann – in Anbetracht unserer Ergebnisse - ePTFE zur Augmentation des RVOT als sicher und effektiv bezeichnet werden.

**Equines Patchmaterial**

Der in dieser Studie untersuchte EP wird vor Anwendung einem Dezellularisierungsverfahren unterzogen, welches alle zellulären und nukleären Antigene des Gewebes entfernen soll. Als Mittel wird dafür bei dem Material die sogenannte ATB-Methode eingesetzt, in der Desoxycholsäure als Reagenz verwendet wird. Das Reagenz – die Desoxycholsäure - wurde dabei unter anderem bereits zur Dezellularisierung bei Allograft-Implantaten erfolgreich angewandt (Dohmen et al., 2014). Der EP kommt dadurch ohne GA Vorbehandlung und damit auch ohne die damit verbundenen Nachteile aus. In unserer Studie erreichten 12 von 29 Patienten (41%) mit EP den Endpunkt. Die Rate war im Vergleich zu ePTFE statistisch signifikant erhöht. Hier muss aber nochmals angemerkt werden, dass das Material deutlich häufiger in peripherer Lokalisation zum Einsatz kam und die multivariate Analyse mittels Cox Regression die peripher Lokalisation Grund für die erhöhte Reinterventions/-operationsrate ist. Murin et al. berichten in einer Studie aus dem Jahre 2021 von ihren Erfahrungen mit EP (Matrix Patch™, autotissue Berlin) zur Augmentation der PA und analysierten dazu, neben der intraoperativen Durchführbarkeit, die Anzahl der Reinterventionen/-operationen. Primäre Endpunkte ihrer Studie waren Tod oder Patch-bedingte Reoperation/Stentimplantation. Außerdem ließen sie 3 explantierte Patches auf Rezellularisierung/Kalzifizierung oder Proliferation/Entzündung histopathologisch begutachten. Dazu wurden 81 Patienten, die eine PA-Augmentation mittels eines EP erhielten, nachuntersucht: Sie ermittelten insgesamt eine Überlebensrate von 88% bei einem medianen Follow Up von 20 Monaten. Die Gesamtwahrscheinlichkeit, 12 und 24 Monate nach dem ersten Eingriff nicht erneut operiert bzw. ein Stent implantiert zu bekommen, betrug pro 85,8% bzw. 78,7% pro Patchlokation.

Außerdem konnten sie 3 Präparate nach Reoperation histopathologisch beurteilen und stellten dabei auf dem Material zwar oberflächliche Proliferation mit diskreter Makrophagenaktivität fest, aber keine Anzeichen von Verkalkungen. Sie zeigten mit ihrem Ergebnis, dass das Material mit einer Reinterventionsrate von 24,7% (20 von 81 nachuntersuchten Patienten) vergleichbare Ergebnisse zu anderen xenogenen Materialien zur Rekonstruktion des RVOT liefert (Murin et al., 2021). Wir ermittelten zwar eine höhere Rate für EP, jedoch sind die Analysen nicht direkt vergleichbar, da die Autoren dieser Studie den Patch vor allem zu Revisionen einsetzten und aufgrund dessen das Alter der Patienten mit einem Median von 3,2 Jahren deutlich über dem unseren Kollektivs liegt. Ein noch ausschlaggebender Punkt ist, dass sie Patienten, die vor Entlassung nach Indexoperation eine chirurgische Reintervention/Stentimplantation erhielten aus dem weiteren Follow-up ausschlossen und nicht mehr mit in ihre späte Datenauswertung miteinschlossen. Hier gab es in ihrer Kohorte Komplikationen im Zusammenhang mit dem Patch bei 6 Patienten (6,3 %). Bei 8 Patienten (8,3 %) waren während des Initialaufenthaltes 12 Re-Interventionen an der Stelle des Implantats erforderlich. Diese Patienten schlossen sie aus – was wir in unserer Studie nicht taten, was die erhöhte Rate gegenüber Murin et al. erklären kann.

Elassal et al. berichten von ihren Erfahrungen mit der Verwendung von EP als Implantat zur Korrektur bei einer Vielzahl von kongenitalen Herzfehlern und verglichen den Patch mit bovinem Material. Die Gesamtzahl der Patienten betrug 111, von denen 58 mit Matrix Patch® und 53 mit einem bovinen Perikard versorgt wurden. Die häufigste primäre kardiale Pathologie war die PA/VSD (18,9%) und HLHS (12%) in der equinen Patchmaterial Gruppe und TOF (43,4%) in der Rinderperikardgruppe. Die häufigste Patchlokalisation waren die PA (26,5 %) und der Aortenbogen (26,5 %) in der Matrix® Gruppe und RVOT (45,2 %) und VSD (30 %) in der Rinderperikardgruppe. Im Bereich des RVOT – in unserem Interessenbereich - wurden 10 Patches infundibulär implantiert, 16 über der MPA und 15 an den periphoro PA. Bei 100 Patienten betrug die mittlere Nachbeobachtungszeit 1 ± 0,67 Jahre. In keiner der beiden Gruppen traten Komplikationen im Zusammenhang mit dem Patch auf (wie z. B. Infektionen, Dehiszenz oder Blutungen aus den Nahtlinien) und es gab keine Mortalität im Zusammenhang mit dem Patch (Elassal et al., 2021).

Des Weiteren evaluierten Dohmen et al. den dezellularisierten EP im systemischen Kreislauf am Tiermodell. Dazu implantierten sie 7 Patches in die Aorta descendens von Schafen. Die implantierten Patche wurden absichtlich überdimensioniert ausgewählt, um die Haltbarkeit des Materials unter hoher Oberflächenspannung beurteilen zu können. Vier Monate nach

Implantation wurden alle Patche explantiert und anschließend makroskopisch sowie mikroskopisch und immunhistochemisch untersucht. Die makroskopischen Begutachtungen zeigten eine glatte und biegsame Oberfläche ohne Degeneration. Aneurysmatische Dilatationen wurden nicht festgestellt. Außerdem fanden sie ebenfalls keine Anzeichen für eine strukturelle Verschlechterung oder Verkalkung des Patches. Es zeigte sich eine intakte extrazelluläre Matrix mit Einwachsen von interstitiellen Zellen sowie keine Geweberetraktion. An der inneren Oberfläche hatte sich eine Monoschicht aus Endothelzellen gebildet, die die Entwicklung einer Pseudointima ermöglichte. Dohmen et al. schlussfolgerten, dass der Grund für diesen kontrollierten Prozess der Rezellularisierung der gewebeschonende Dezellularisierungsprozess ist (Dohmen et al., 2014). Die Autoren deuten mit diesem Ergebnis unter anderem an, dass das Material im Vergleich zu den synthetischen Materialien die Fähigkeit hat zu Remodellieren und gegebenenfalls sogar Wachstumspotenzial zuschreiben, wobei dies aus den Ergebnissen nicht ersichtlich wird. Dennoch wäre ein solches Verhalten von großen Interessen in der Kinderherzchirurgie, da gegebenenfalls sich postoperativ entwickelnde Stenosen aufgrund des ausgeprägten Wachstums der Säuglinge/Kleinkinder gar nicht entstehen würden. Jedoch wird nur beschrieben, dass keine Kontraktion stattgefunden hat, was jedoch auch ein für das Material sprechendes Resultat ist.

Cleuziou et al. untersuchten und verglichen im Jahr 2019 Gewebereaktionen in 4 Aortenbogen-Gewebeproben, die mittels EP augmentiert wurden. Alle 4 Präparate zeigten eine signifikante Gewebeproliferation (Pseudointima) und nur ein Explantat mit einer Implantationszeit von mehr als 4 Jahren zeigte geringgradige Verkalkungen (Cleuziou et al., 2019). Das Ergebnis legt somit eine lange Implantationszeit als Risikofaktor für eine Kalzifizierung des Materials nahe.

**Autologes Perikard**

Autologes Perikard gilt als kostengünstiges und bereits seit mehreren Jahrzehnten zur Patchaugmentation des RVOT erprobtes Material. Den positiven Effekt der GA-Vorbehandlung zur Verhinderung einer Dilatation des RVOT im Vergleich zum unbehandelten Perikard zeigten bereits Messina et al. in ihrer Studie von 1994 an einer Studienpopulation von 36 Kindern mit TOF. Sie verglichen dazu zwei Gruppen: In Gruppe 1 wurde das Perikard auf herkömmliche Weise behandelt (entnommen und in Kochsalzlösung konserviert); in Gruppe 2 wurde das Perikard für 20 Minuten in 0,625%iger GA-Lösung fixiert. Die perioperativen (vor der Entlassung aus der Klinik) sowie die 6-monatigen postoperativen Doppler-

Echokardiogramme hatten ein Follow-up von 100%. Die Untersuchungen wurden von verblindeten Untersuchern hinsichtlich des Vorhandenseins und des Schweregrads einer RVOT-Dilatation (+0 bis +4) im Verhältnis zur Größe des Aortenklappenanulus beurteilt. Weder in Gruppe 1 noch 2 kam es zu Morbidität oder Mortalität. Etwa 6 Monate postoperativ wiesen 72% der Patienten der Gruppe 1 einen RVOT-Durchmesser auf, der bei der Untersuchung größer war (+1, +2) als der Durchmesser vor der Entlassung. In Gruppe II gab es einen einzigen Patienten mit einer Dilatation des RVOT. Insgesamt schlussfolgerten sie, dass autologes Perikard ein sicheres und effektives Material zur Patchaugmentation im Bereich des RVOT ist, aber dass das mit GA fixierte Material seltener zu Dilatation führt. Nachteil der Studie ist der kurze Nachbeobachtungszeitraum und die geringe Anzahl an Studienteilnehmern (Messina et al., 1994).

In unserer Studie erhielten alle Patienten GA fixiertes autologes Perikard, sodass wir keinen direkten Vergleich zwischen fixiertem und unfixiertem Perikard durchführen konnten. Die Ergebnisse von Messina et al. sind dennoch auch für uns von Relevanz, da wir so ein Versagen des Patches aufgrund der Dilatationsneigung des unfixierten Materials zumindest ausschließen können.

Ein negativer Aspekt der GA-Vorbehandlung - welcher in der Literatur diskutiert wird - stellt die erhöhte Verkalkungsrate dar. Dies ist ein bereits gut untersuchtes Phänomen, insbesondere wenn das Material als Klappenersatz verwendet wird (Schoen & Levy, 2005).

Diese Problematik wurde auch bei Implantationen im Bereich des RVOT unter anderem in diversen Tierstudien untersucht: So fanden z.B. Chiu et al. in ihrer experimentellen Studie an Schweinen eine erhöhte Inzidenz von Verkalkungen in einer mit GA vorbehandelten Gruppe im Vergleich zu einer unbehandelten Vergleichsgruppe. Sie untersuchten dazu autologe Perikard Conduits an 20 Schweinen, die in zwei Gruppen aufgeteilt wurden. In Gruppe 1 wurde das Perikard 5 Minuten lang in 0,6%iges GA getränkt und danach mit normaler Kochsalzlösung gewaschen. Bei den anderen 10 wurde das Perikard nach der Entnahme nur mit normaler Kochsalzlösung vorbehandelt. Anschließend wurde das Perikard zugeschnitten und distal an den Truncus pulmonalis und proximal an den RVOT angeschlossen. Eine Verkalkung war in der GA Gruppe häufiger als in der Kochsalzgruppe vorzufinden: Entweder am Segel (9/10 vs. 5/10) oder in der Wand des Conduits (8/10 vs. 6/10). Ferner kam in der Studie aber auch oben genannte Problematik des unbehandelten Perikards zum Vorschein: Bei 7 Schweinen entwickelte sich in der GA unbehandelten Gruppe ein Aneurysma proximal der stenotischen PV gegenüber nur einem Fall in der GA Gruppe (Chiu et al., 1992). Aufgrund fehlender Daten – bildgebend oder histologisch – können wir eine vermeintliche Verkalkung des Patches nicht 1:1 als Ursache für eine erneute Intervention in unserer Studie ansehen.

Ebert et al. konnten in ihrer Vergleichsstudie unterschiedlicher Patchmaterialien zur Rekonstruktion der PA (sowohl zentral PA als auch periphere PA) aus dem Jahr 2020 AP als das Material mit der geringsten Reinterventionsrate ausfindig machen, wobei sie nicht zwischen GA fixiertem und unfixiertem Perikard unterschieden. Sie verglichen AP (behandelt oder unbehandelt), BP (Photo-fix, CryoLife, Inc., Kennesaw GA), PA Homograft Patches (CryoLife, Lifenet Healthcare, Virginia Beach, VA) und porcine Submukosa Patches (CorMatrix, Roswell, GA) miteinander (Ebert et al., 2020). AP war in ihrer Studie zu 7,3% reinterventionsbedürftig, CorMatrix® (Alpharetta, GA, USA) hatte in ihrer Studie eine Reinterventionsrate von 16,2% und bovines Perikard eine Reinterventionsrate von 18,2% bei einem medianen Follow Up von 3.72 Jahren (Ebert et al., 2020). Für AP analysierten wir in unserer Studie eine Reinterventions-/operationsrate von 16,7% und kommen damit zu einer gegenüber Ebert et al. erhöhten Rate. Das Material stellte mit diesem Ergebnis zwar nicht die Gruppe mit der geringsten Rate an Reintervention/-operationen dar, jedoch war sie gegenüber den anderen untersuchten Materialien statistisch nicht signifikant erhöht.

**Boviner Perikardpatch**

Der in dieser Studie untersuchte BP Patch (CardioCel® AdmedusRegen Pty Ltd, Perth, WA, Australia) wird vor Verwendung zunächst einem speziellen Tissue-Engineering-Verfahren unterzogen. Dies soll Zytotoxizitäten und Verkalkungen reduzieren, das Implantat resistenter gegenüber akuten und chronischen Entzündungen machen und ein kontrolliertes Remodelling des Gewebes ermöglichen (Strange et al., 2015).

In einer Studie von Bell et al. wurden mehr als 500 CardioCel® Patches zur Behandlung angeborener Herzfehler untersucht. Die mediane Nachbeobachtungszeit betrug 31 Monate. Es gab 11 Todesfälle (2,9%), davon 1 im Zusammenhang mit CardioCel®. Es kam in ihrer Studie bei keinem Patienten zu einem echokardiographischen oder radiologischen Nachweis einer Patch-Verkalkung. Insgesamt betrug die Reinterventionsfreiheit 3 und 5 Jahre nach der Implantation 96%. Vierzehn Implantate (2,8 %) erforderten 18 Interventionen (3,6%) an der Implantationsstelle (9 Katheter basiert und 9 operativ). Einhundertdrei Implantate wurden in ihrer Studie zur Rekonstruktion der PA genutzt. Acht der 18 (44%) Reinterventionen erfolgten an den PAs, 7 davon bei Säuglingen. Es gab jedoch keinen statistisch signifikanten Unterschied in der Inzidenz von Reinterventionen im pulmonalen oder systemischen Kreislauf ($p = 0.18$). Ebenso unterschied sich die Haltbarkeit des CardioCel® Patches bei Neugeborenen, Säuglingen oder Kindern im Alter von mehr als 1 Jahr nicht ($p = 0.22$). Sie schlussfolgerten daher, dass CardioCel® im Allgemeinen für die Korrektur von angeborenen

Herzfehlern gute Resultate liefert (Bell et al., 2019). Bei 103 Implantaten im Bereich der PA mit 8 Reinterventionen käme bei ihrer Studie eine Reinterventionsrate von 7% zustande. Im Vergleich zu unserer Studie schnitt das Material damit wesentlich besser ab, was jedoch an der kürzeren Nachbeobachtungszeit der Studie liegen könnte. Hinzu kommt die geringe Fallzahl des Materials in unserem Patientenkollektiv, was zu einem statistischen Effekt zu Folge haben könnte.

Neethling et al. präsentierten in einer Studie von 2013 ebenfalls zufriedenstellende Ergebnisse bei der Verwendung des CardioCel® Patches zur Korrektur von intrakardialen Defekten und zur Durchführung von Gefäßrekonstruktionen in einer Gruppe von 30 Kindern. Die echokardiographische Beurteilung nach 6 und 12 Monaten zeigte intakte anatomische und hämodynamisch stabile Verhältnisse ohne sichtbare Verkalkungen. Die MRT Bildgebung bei 10 Patienten nach 12 Monaten zeigte ebenfalls keine Verkalkungen. Bei 19 ihrer Patienten lagen nach 18-36 Monaten echokardiographische Daten vor, die keinen Hinweis auf Verkalkung des Materials, eine Infektion, thromboembolische Ereignisse oder ein Patchversagen ergaben (Neethling et al., 2013). Dies sind vielversprechende Ergebnisse hinsichtlich des CardioCel® Patches, jedoch sind Nachteile der Studie das nicht-randomisierte Studiendesign, die kleine Studienpopulation, das nicht vollständige Follow-Up sowie die sehr kurze Nachbeobachtungszeit.

Um diese Nachteile aufzuwiegen verfolgten Neethling et al. 25 der oben genannten 30 Patienten (5 Patienten waren verstorben) über einen Zeitraum von bis zu 10 Jahren (Median 7,2 Jahre, 25. Perzentile 3,6 Jahre, 75. Perzentile 9,25 Jahre) weiter: Das mittlere Alter innerhalb dieser Studie betrug zum Zeitpunkt der Operation 18 Monate. Innerhalb ihrer Studie implantierten sie dabei ursprünglich 4 TAPs im Bereich des RVOT sowie 2 im Bereich des LVOT. Bei keinem ließ sich in der Echokardiografie zwischen 5 und 10 Jahren eine Obstruktion nachweisen. Insgesamt wurden bei den implantierten Patches keine Verkalkungen, Verdickungen der Patchoberfläche oder strukturelle Lecks festgestellt. Es kam weder zu thromboembolischen Ereignissen noch kam es zu Implantat-assoziierten Reoperationen oder Revisionen (Neethling et al., 2020). Damit konnten die Autoren ihre positiven Ergebnisse auch im Langzeit Follow-Up reproduzieren. Von besonderer Relevanz für unsere Studie sind die vier TAPs im Bereich des RVOT, bei denen keine Patch-assoziierten Komplikationen auftraten, wobei das Alter der Patienten mit 18 Monaten deutlich über dem Säuglingsalter und dem mittleren Alter unserer Studie lag.

Nordmeyer et al. hingegen fanden in einer Studie zur Aortenklappenrekonstruktion bei Kindern mit angeborener Aortenklappenerkrankung heraus, dass CardioCel© nach Explantation bei 9 von insgesamt 12 Präparaten eine entzündliche Zellinfiltration zeigte. Zehn von 12 Proben mit Implantationszeiten von 23 Monaten oder länger wiesen Verkalkungen auf, während bei den 2 Proben mit den kürzesten Implantationszeiten (11 und 20 Monate) keine Verkalkungen gezeigt werden konnten. Zudem zeigte das Präparat eines Patienten mit Endokarditis eine Thrombusapposition mit Granulozyteninfiltration (Nordmeyer et al., 2019). In einer weiteren Studie von 2018 berichteten die Autoren über ihre Erfahrungen mit CardioCel® als Aortenklappenersatz. In ihrer Studie erhielten alle Patienten einen Ersatz von mindestens einem Klappensegel der Aortenklappe. Dreizehn Patienten erhielten einen vollständigen Ersatz eines Segels neben einer Segelerweiterung. Dreizehn Klappen wurden vollständig durch CardioCel® ersetzt und 64 Herzklappen wurden durch CardioCel® augmentiert. Neun von 40 (23%) Patienten hatten eine Komplikation während des Follow Up Zeitraums von 22 Monaten. Insgesamt betrug die Freiheit von Reoperationen oder Tod 97 ± 3%, 76 ± 9% und 57 ± 12% nach 12, 24 bzw. 36 Monaten.

Sie schlussfolgerten, dass für die Aortenklappenrekonstruktion CardioCel® bei Patienten mit kongenitaler Aortenklappenerkrankung unbefriedigende Ergebnisse liefert. Die Ergebnisse nach Aortenklappenrekonstruktion in ihrer Kohorte ist damit schlechter als die in der Literatur berichteten Ergebnisse, wenn man sie mit Patienten vergleicht, die im gleichen Zeitraum mit einem anderen Patchmaterial operiert worden sind. Nordmeyer et al. äußerten sich dahingehend, dass Veränderungen der Materialeigenschaften und daraus resultierende Aortenklappenfehlfunktionen der realistischste Grund für diese unbefriedigenden Ergebnisse sind. Intraoperativ zeigten sich nämlich die ersetzten und/oder augmentierten Segel bei Reoperation als verdickt und dementsprechend immobil. Den vermeintlichen Vorteil des CardioCel® Patches – dass das Material mit sehr geringen Mengen an GA auskommt und daher weniger immunogen ist und langsamer degeneriert – konnten sie mit diesen Ergebnissen somit nicht reproduzieren (Nordmeyer et al., 2018).

Pavy et al. kamen ebenfalls zu einem vergleichbaren Ergebnis: In ihrer Studie machten sie die Erfahrung, dass der Patch in der Septum-, Klappen- und PA-Position gut vertragen wird. Es traten keine Infektionen im Zusammenhang mit dem Material auf. Außerdem zeigte der Patch ein gutes Ergebnis im Niedrigdrucksystem, ohne dass es hier zu einer Stenose aufgrund von Verkalkungen oder Verdickungen des Materials kam. Im arteriellen System kam es jedoch zu einem frühzeitigen Versagen des Patches aufgrund einer ausgeprägten Intima-Reaktion: Ihre Ergebnisse zeigten, dass der Patch bei Säuglingen nach Augmentation des Aortenbogens stenotisch wird. Fünf Kinder (5%), vier davon weniger als 10 Tage alt, mussten insgesamt aufgrund eines Implantatversagens reoperiert werden. Ihrer Meinung nach sei das auf ein Missverhältnis zwischen der Elastizität der Aorta und dem CardioCel® Patch unter systemischem Druckbedingungen zurückzuführen. Es komme hier zu Scherspannungen gegen die Aortenwand - dies könne die Intimahypertrophie verursachen (Pavy et al., 2018).

Deutsch et. al evaluierten in einer Studie von 2020 das Material histopathologisch anhand von Explantaten nach Patchversagen. Dabei kam das Material bei 60 Patienten mit einem medianen Alter von 28 Jahren (+/- 21 Jahren) als Herzklappenersatz zum Einsatz. Damit war ihr Untersuchungskollektiv zwar ein deutlich anderes als in dieser Studie, abgesehen davon ermittelten sie eine mit 74,7% vergleichbare Freiheit von Patchversagen nach 24 Monaten (die Anzahl der analysierten Fälle war jedoch deutlich höher). In 9 Fällen konnten sie das Material nach Explantation mikroskopisch untersuchen: In der Mehrzahl der Fälle (7/9) wiesen ein für das Material typisches Remodellierungsmuster mit einer oberflächlichen Beschichtung durch Granulationsgewebe und Fibrin nach. In 2 Fällen – die mit der längsten Implantationszeit (795 und 1247 Tage) - kam es jedoch zu einer Fragmentierung der Kollagenmatrix und fokalen Kalzifizierung. In Anbetracht dieser Resultate schlussfolgerten sie, dass das Material auch von Patienten mit angeborenen und erworbenen Herzklappenerkrankungen zur Klappenkorrektur initial gut vertragen wird (Deutsch et al., 2020).
In unserer Studie ermittelten wir für BP eine Reinterventionsrate von 40%. Jedoch erhielten in diesem Zeitraum lediglich 5 Patienten das Material als Implantat. Von diesen 5 Patienten benötigten 2 Patienten einen erneuten Eingriff im Bereich der ursprünglichen Obstruktion. Beide wurden aufgrund einer Restenose reinterveniert.

# 9 Zusammenfassung

Bei angeborenen zyanotischen Herzfehlern mit RVOTO ist es in der Regel notwendig den Ausflusstrakt mittels eines Patches chirurgisch zu erweitern. Hierzu stehen verschiedene Materialien mit unterschiedlichen physikalisch-chemisch Eigenschaften zur Verfügung. Mangels einheitlicher Empfehlungen und aufgrund fehlender Studien beruht deren Einsatz jedoch weitestgehend auf persönlichen Präferenzen, anstelle von evidenzbasierten Fakten. Ziel dieser Studie war es daher anhand der hier ermittelten Reinterventionsraten und deren Vergleich miteinander eine datenbasierte Entscheidung zu ermöglichen. Wir haben dazu alle Patienten aus unserer elektronischen Datenbank für angeborene Herzerkrankungen retrospektiv ausgewertet, bei denen in unserer Einrichtung über einen Zeitraum von sieben Jahren (1/2012 bis 12/2018) eine RVOT-Rekonstruktion durchgeführt wurde.

Die Ergebnisse sind abschließend folgendermaßen zu bewerten: Die unterschiedlichen Materialien unterscheiden sich in ihrem postoperativen Outcome unserer Meinung nach nicht wesentlich voneinander. Der Endpunkt des gesamten Patientenkollektivs wurde im Mittel nach 33 Monaten erreicht (Standardabweichung 25,3 Monate). ePTFE erzielte eine Freiheit von Reintervention/-operation nach 12 Monaten von 92% und nach 24 Monaten von 87%. Der EP 56% nach 12 und 24 Monaten. AP erzielte eine Rate von 87% nach 12 Monaten und nach 24 Monaten 81%. Für das bovine Material ermittelten wir nach 12 und 24 Monaten eine 80%ige Freiheit von Reintervention/-operation. EP schnitt im Vergleich zwar schlechter ab, jedoch wurde das Material deutlich häufiger in der peripheren Lokalisation eingesetzt. Von den 12 EP Fällen die den Endpunkt erreichten, wurden 11 (92%) in peripherer Lokalisation implantiert im Vergleich zu 0 von 2 Patienten mit BP, 2 von 4 (50%) mit AP und 5 von 13 (38%) mit ePTFE. Die wichtigste Schlussfolgerung unserer Untersuchung ist demnach, dass die periphere Patchlokalisation der wesentliche Risikofaktor für eine Reintervention oder -operation ist ($p < 0,0001$). Die eingesetzten Patchmaterialien spielen nur eine untergeordnete Rolle. Die genauen Ursachen für dieses Ergebnis – Risikofaktor Lokalisation - sind anhand dieser Patchmaterialstudie nicht zu ermitteln gewesen; dazu sollten weitere Studien folgen. Es ist jedoch ratsam, die Patienten, die einen Patch in peripherer Lokalisation implantiert bekommen, in einem engmaschigen Recall zu behalten, um so frühzeitig postoperative Nebenwirkungen erkennen zu können.

Als zusätzliche Risikofaktoren ermittelten wir, wie bereits andere Studienautoren vor uns, dass ein jüngeres Alter ($p < 0,017$) und ein niedrigeres Gewicht ($p < 0,001$) zum Zeitpunkt der Indexoperation die Wahrscheinlichkeit eine erneute Intervention im Verlauf zu benötigen erhöht. Zuletzt zeigten wir, dass eine stattgehabte Vorintervention(en) einen weiteren Einflussfaktor ($p < 0,010$) darstellt.

Eine Empfehlung für oder wider ein Material können wir anhand unserer Ergebnisse somit nicht aussprechen. Es sollten jedoch weitere Studien folgen, die den Einfluss der Lokalisation auf dem postoperativen Outcome genauer untersuchen. Mittels dieser Daten könnten sich zukünftige therapeutische sowie diagnostische Strategien mit noch engerem Bezug auf die zugrundliegende Anatomie ergeben.

# 10 Limitationen

Unsere Studie weist einige Einschränkungen auf, darunter die üblichen einer retrospektiven und Single-Center Studie sowie die einer univarianten statistischen Analyse. Darüber hinaus ist die teilweise geringe Fallzahl der unterschiedlichen Materialien ein limitierender Faktor, sodass statistische Effekte die Ergebnisse beeinflussen könnten. Es wurde für einige Confounder, um eine statistische Beurteilung ermöglichen, nicht kontrolliert: Zu den wichtigsten gehören dabei (Neben-)Diagnose und Fallkomplexität. Außerdem implantierten mehrere Chirurgen mit ihren jeweiligen Vorlieben für bestimmte Materialien die Patches. Ferner gab es wahrscheinlich unterschiedliche Schwellenwerte in der Indikationsstellung für eine Reintervention. Es ist auch möglich, dass eine Reintervention im Rahmen einer Operation stattfand, wobei die Indikation nicht primär das Ziel einer Reintervention im Bereich des Patches hatte, dieser jedoch im Rahmen der Operation mitadressiert wurde. Zu guter Letzt wurden die Ergebnisse zum Teil mit nicht direkt vergleichbaren Studien - mitunter in anderen Ländern und institutionellen Einrichtungen durchgeführt, mit unterschiedlichen Standards - diskutiert.

# 11 Literaturverzeichnis

Agasthi, P., & Graziano, J. N. (2020). Catheter Management Pulmonary Valvular Disorders. In *StatPearls*. StatPearls Publishing

Copyright © 2020, StatPearls Publishing LLC.

Akkinapally, S., Hundalani, S. G., Kulkarni, M., Fernandes, C. J., Cabrera, A. G., Shivanna, B., & Pammi, M. (2018). Prostaglandin E1 for maintaining ductal patency in neonates with ductal-dependent cardiac lesions. *Cochrane Database Syst Rev*, *2*(2), Cd011417. https://doi.org/10.1002/14651858.CD011417.pub2

Alamri, R. M., Dohain, A. M., Arafat, A. A., Elmahrouk, A. F., Ghunaim, A. H., Elassal, A. A., Jamjoom, A. A., & Al-Radi, O. O. (2020). Surgical repair for persistent truncus arteriosus in neonates and older children. *Journal of cardiothoracic surgery*, *15*(1), 83-83. https://doi.org/10.1186/s13019-020-01114-1

Amato, J. J., Marbey, M. L., Bush, C., Galdieri, R. J., Cotroneo, J. V., & Bushong, J. (1988). Systemic-pulmonary polytetrafluoroethylene shunts in palliative operations for congenital heart disease. Revival of the central shunt. *J Thorac Cardiovasc Surg*, *95*(1), 62-69.

Apitz, C., Webb, G. D., & Redington, A. N. (2009). Tetralogy of Fallot. *Lancet*, *374*(9699), 1462-1471. https://doi.org/10.1016/s0140-6736(09)60657-7

Bakhtiary, F., Dahnert, I., Leontyev, S., Schroter, T., Hambsch, J., Mohr, F. W., & Kostelka, M. (2013). Outcome and incidence of re-intervention after surgical repair of tetralogy of fallot. *J Card Surg*, *28*(1), 59-63. https://doi.org/10.1111/jocs.12030

Balasubramanya, S., Zurakowski, D., Borisuk, M., Kaza, A. K., Emani, S. M., Del Nido, P. J., & Baird, C. W. (2018). Right ventricular outflow tract reintervention after primary tetralogy of Fallot repair in neonates and young infants. *J Thorac Cardiovasc Surg*, *155*(2), 726-734. https://doi.org/10.1016/j.jtcvs.2017.09.019

Bashore, T. M. (2007). Adult congenital heart disease: right ventricular outflow tract lesions. *Circulation*, *115*(14), 1933-1947. https://doi.org/10.1161/circulationaha.105.592345

Baumgartner, H., & De Backer, J. (2020). The ESC Clinical Practice Guidelines for the Management of Adult Congenital Heart Disease 2020. *Eur Heart J*, *41*(43), 4153-4154. https://doi.org/10.1093/eurheartj/ehaa701

Bell, D., Betts, K., Justo, R., Forde, N., Venugopal, P., Corno, A. F., Smith, P., Caputo, M., Marsico, R., Karl, T. R., & Alphonso, N. (2019). Multicenter Experience With 500 CardioCel Implants Used for the Repair of Congenital Heart Defects. *Ann Thorac Surg*, *108*(6), 1883-1888. https://doi.org/10.1016/j.athoracsur.2019.04.085

Bell, D., Prabhu, S., Betts, K., Justo, R., Venugopal, P., Karl, T. R., & Alphonso, N. (2018). Durability of tissue-engineered bovine pericardium (CardioCel®) for a minimum of 24 months when used for the repair of congenital heart defects. *Interactive CardioVascular and Thoracic Surgery*, *28*(2), 284-290. https://doi.org/10.1093/icvts/ivy246

Bennink, G. B., Hitchcock, F. J., Molenschot, M., Hutter, P., & Sreeram, N. (2001). Aneurysmal pericardial patch producing right ventricular inflow obstruction. *Ann Thorac Surg*, *71*(4), 1346-1347. https://doi.org/10.1016/s0003-4975(00)02270-0

Bertram H., W. J., Sachweh J. (2013). *Double Outlet Right Ventricle (DORV) im Kindes- und*

*Jugendalter*. DEUTSCHE GESELLSCHAFT

FÜR PÄDIATRISCHE KARDIOLOGIE.

Böer, U., Schridde, A., Anssar, M., Klingenberg, M., Sarikouch, S., Dellmann, A., Harringer, W., Haverich, A., & Wilhelmi, M. (2015). The immune response to crosslinked tissue is reduced in decellularized xenogeneic and absent in decellularized allogeneic heart valves. *Int J Artif Organs*, *38*(4), 199-209. https://doi.org/10.5301/ijao.5000395

Boshoff, D. E., Michel-Behnke, I., Schranz, D., & Gewillig, M. (2007). Stenting the neonatal arterial duct. *Expert Rev Cardiovasc Ther*, *5*(5), 893-901. https://doi.org/10.1586/14779072.5.5.893

Brinster, D. R., & Patel, J. A. (2014). The use of CorMatrix extracellular matrix for aortic root enlargement. *Journal of Cardiothoracic Surgery*, *9*(1), 178. https://doi.org/10.1186/s13019-014-0178-5

C. Schmid, B. A. (2009). *Leitfaden Kinderherzchirurgie* (Vol. 2). Steinkopff-Verlag https://doi.org/10.1007/978-3-662-12258-7

Chiu, I. S., How, S. W., Hou, S. H., & Wang, E. (1992). Fate of the autologous tri-cusp-valved pericardial conduit in the right ventricular outflow tract of growing pigs. *Proc Natl Sci Counc Repub China B*, *16*(1), 23-30.

Cleuziou, J., Vitanova, K., & Sigler, M. (2019). *Autotissue Matrix Patch for Aortic Arch Reconstruction in Congenital Heart Disease—Histology of a Series of Human Explants* (Vol. 67). https://doi.org/10.1055/s-0039-1678839

Cresalia, N. M., Armstrong, A. K., Romano, J. C., Norris, M. D., Yu, S., Rocchini, A. P., & Zampi, J. D. (2018). Long-Term Outcomes After Surgical Pulmonary Arterioplasty and Risk Factors for Reintervention. *Ann Thorac Surg*, *105*(2), 622-628. https://doi.org/10.1016/j.athoracsur.2017.06.012

Deutsch, O., Bruehl, F., Cleuziou, J., Prinzing, A., Schlitter, A. M., Krane, M., & Lange, R. (2020). Histological examination of explanted tissue-engineered bovine pericardium following heart valve repair. *Interact Cardiovasc Thorac Surg*, *30*(1), 64-73. https://doi.org/10.1093/icvts/ivz234

Dohmen, P. M., da Costa, F., Lopes, S. V., Vilani, R., Bloch, O., & Konertz, W. (2014). Successful implantation of a decellularized equine pericardial patch into the systemic circulation. *Med Sci Monit Basic Res*, *20*, 1-8. https://doi.org/10.12659/msmbr.889915

Ebert, N., McGinnis, M., Johnson, W., Kuhn, E. M., Mitchell, M. E., Tweddell, J. S., & Woods, R. K. (2020). Comparison of Patch Materials for Pulmonary Artery Reconstruction. *Semin Thorac Cardiovasc Surg*. https://doi.org/10.1053/j.semtcvs.2020.09.011

Elassal, A. A., Al-Radi, O. O., Zaher, Z. F., Dohain, A. M., Abdelmohsen, G. A., Mohamed, R. S., Fatani, M. A., Abdelmotaleb, M. E., Noaman, N. A., Elmeligy, M. A., & Eldib, O. S. (2021). Equine pericardium: a versatile alternative reconstructive material in congenital cardiac surgery. *J Cardiothorac Surg*, *16*(1), 110. https://doi.org/10.1186/s13019-021-01494-y

Ferencz, C., Neill, C. A., Boughman, J. A., Rubin, J. D., Brenner, J. I., & Perry, L. W. (1989). Congenital cardiovascular malformations associated with chromosome abnormalities: an epidemiologic study. *J Pediatr*, *114*(1), 79-86. https://doi.org/10.1016/s0022-3476(89)80605-5

Fiddler, G. I., Gerlis, L. M., Walker, D. R., Scott, O., & Williams, G. J. (1983). Calcification of glutaraldehyde-preserved porcine and bovine xenograft valves in young children. *Ann Thorac Surg*, *35*(3), 257-261. https://doi.org/10.1016/s0003-4975(10)61554-8

Glatz, A. C., Petit, C. J., Goldstein, B. H., Kelleman, M. S., McCracken, C. E., McDonnell, A., Buckey, T., Mascio, C. E., Shashidharan, S., Ligon, R. A., Ao, J., Whiteside, W., Wallen, W. J., Metcalf, C. M., Aggarwal, V., Agrawal, H., & Qureshi, A. M. (2018). Comparison Between Patent Ductus Arteriosus Stent and Modified Blalock-Taussig Shunt as Palliation for Infants With Ductal-Dependent Pulmonary Blood Flow: Insights From the Congenital Catheterization Research Collaborative. *Circulation*, *137*(6), 589-601. https://doi.org/10.1161/circulationaha.117.029987

Gorla, S. R., & Singh, A. P. (2020). Pulmonary Atresia With Intact Ventricular Septum. In *StatPearls*. StatPearls Publishing

Copyright © 2020, StatPearls Publishing LLC.

H, Y. F., M, E. R., E, A. B., & Turner, M. E. (2016). Comparison of Extracellular Matrix Patch and Standard Patch Material in the Pulmonary Arteries. *Pediatr Cardiol*, *37*(6), 1162-1168. https://doi.org/10.1007/s00246-016-1413-8

Heaton, J., & Kyrlakopoulos, C. (2020). Pulmonic Stenosis. In *StatPearls*. https://www.ncbi.nlm.nih.gov/pubmed/32809585

Ho, S. Y., & Nihoyannopoulos, P. (2006). Anatomy, echocardiography, and normal right ventricular dimensions. *Heart (British Cardiac Society)*, *92 Suppl 1*(Suppl 1), i2-i13. https://doi.org/10.1136/hrt.2005.077875

Jarrar, M., Betbout, F., Farhat, M. B., Maatouk, F., Gamra, H., Addad, F., Hammami, S., & Hamda, K. B. (1999). Long-term invasive and noninvasive results of percutaneous balloon pulmonary valvuloplasty in children, adolescents, and adults. *Am Heart J*, *138*(5 Pt 1), 950-954. https://doi.org/10.1016/s0002-8703(99)70022-0

Kalavrouziotis, G., Purohit, M., Ciotti, G., Corno, A. F., & Pozzi, M. (2006). Truncus arteriosus communis: early and midterm results of early primary repair. *Ann Thorac Surg*, *82*(6), 2200-2206.

https://doi.org/10.1016/j.athoracsur.2006.07.017

Kan, J. S., White, R. I., Jr., Mitchell, S. E., & Gardner, T. J. (1982). Percutaneous balloon valvuloplasty: a new method for treating congenital pulmonary-valve stenosis. *N Engl J Med*, *307*(9), 540-542. https://doi.org/10.1056/NEJM198208263070907

Karamlou, T., McCrindle, B. W., & Williams, W. G. (2006). Surgery Insight: late complications following repair of tetralogy of Fallot and related surgical strategies for management. *Nature Clinical Practice Cardiovascular Medicine*, *3*(11), 611-622. https://doi.org/10.1038/ncpcardio0682

Kaza, A. K., Lim, H. G., Dibardino, D. J., Bautista-Hernandez, V., Robinson, J., Allan, C., Laussen, P., Fynn-Thompson, F., Bacha, E., del Nido, P. J., Mayer, J. E., Jr., & Pigula, F. A. (2009). Long-term results of right ventricular outflow tract reconstruction in neonatal cardiac surgery: options and outcomes. *J Thorac Cardiovasc Surg*, *138*(4), 911-916. https://doi.org/10.1016/j.jtcvs.2008.10.058

Kirzner, J., Pirmohamed, A., Ginns, J., & Singh, H. S. (2018). Long-term Management of the Arterial Switch Patient. *Curr Cardiol Rep*, *20*(8), 68. https://doi.org/10.1007/s11886-018-1012-9

Kochav, J. (2018). *Valvular Pulmonic Stenosis*. Springer. https://doi.org/https://doi.org/10.1007/978-3-319-67420-9_18

Kohler, D., Arnold, R., Loukanov, T., & Gorenflo, M. (2013). Right ventricular failure and pathobiology in patients with congenital heart disease - implications for long-term follow-up. *Front Pediatr*, *1*, 37. https://doi.org/10.3389/fped.2013.00037

Kovacs, G., Berghold, A., Scheidl, S., & Olschewski, H. (2009). Pulmonary arterial pressure during rest and exercise in healthy subjects: a systematic review. *European Respiratory Journal*, *34*(4), 888-894. https://doi.org/10.1183/09031936.00145608

Linde, L. M., Turner, S. W., & Sparkes, R. S. (1973). Pulmonary valvular dysplasia. A cardiofacial syndrome. *Br Heart J*, *35*(3), 301-304. https://doi.org/10.1136/hrt.35.3.301

Lindinger, A., Schwedler, G., & Hense, H. W. (2010). Prevalence of congenital heart defects in newborns in Germany: Results of the first registration year of the PAN Study (July 2006 to June 2007). *Klin Padiatr*, *222*(5), 321-326. https://doi.org/10.1055/s-0030-1254155

Mahle, W. T., Martinez, R., Silverman, N., Cohen, M. S., & Anderson, R. H. (2008). Anatomy, echocardiography, and surgical approach to double outlet right ventricle. *Cardiol Young*, *18 Suppl 3*, 39-51. https://doi.org/10.1017/s1047951108003284

Martins, I. F., Doles, I. C., Bravo-Valenzuela, N. J. M., Santos, A., & Varella, M. S. P. (2018). When is the Best Time for Corrective Surgery in Patients with Tetralogy of Fallot between 0 and 12 Months of Age? *Braz J Cardiovasc Surg*, *33*(5), 505-510. https://doi.org/10.21470/1678-9741-2018-0019

Martins, P., & Castela, E. (2008). Transposition of the great arteries. *Orphanet J Rare*

*Dis*, *3*, 27. https://doi.org/10.1186/1750-1172-3-27

Mayer, J. E., Jr. (1995). Uses of homograft conduits for right ventricle to pulmonary artery connections in the neonatal period. *Semin Thorac Cardiovasc Surg*, *7*(3), 130-132.

McElhinney, D. B. (2012). Recent progress in the understanding and management of postoperative right ventricular outflow tract dysfunction in patients with congenital heart disease. *Circulation*, *125*(16), e595-599. https://doi.org/10.1161/circulationaha.112.108456

Messina, J. J., O'Loughlin, J., Isom, O. W., Klein, A. A., Engle, M. A., & Gold, J. P. (1994). Glutaraldehyde treated autologous pericardium in complete repair of tetralogy of Fallot. *J Card Surg*, *9*(3), 298-303. https://doi.org/10.1111/j.1540-8191.1994.tb00848.x

Miyazaki, T., Yamagishi, M., Yamamoto, Y., Itatani, K., Asada, S., Fujita, S., Hongu, H., Maeda, Y., & Yaku, H. (2019). Use of an expanded polytetrafluoroethylene valved patch with a sinus in right ventricular outflow tract reconstruction†. *Eur J Cardiothorac Surg*, *56*(4), 671-678. https://doi.org/10.1093/ejcts/ezz089

Murin, P., Weixler, V. H. M., Kuschnerus, K., Romanchenko, O., Lorenzen, V., Nordmeyer, J., Cho, M. Y., Sigler, M., & Photiadis, J. (2021). Pulmonary artery augmentation using decellularized equine pericardium (Matrix Patch): initial single-centre experience. *Eur J Cardiothorac Surg*. https://doi.org/10.1093/ejcts/ezab183

Murphy, J. G., Gersh, B. J., Mair, D. D., Fuster, V., McGoon, M. D., Ilstrup, D. M., McGoon, D. C., Kirklin, J. W., & Danielson, G. K. (1993). Long-term outcome in patients undergoing surgical repair of tetralogy of Fallot. *N Engl J Med*, *329*(9), 593-599. https://doi.org/10.1056/nejm199308263290901

Neethling, W., Rea, A., Forster, G., & Bhirangi, K. (2020). Performance of the ADAPT-Treated CardioCel® Scaffold in Pediatric Patients With Congenital Cardiac Anomalies: Medium to Long-Term Outcomes. *Front Pediatr*, *8*, 198. https://doi.org/10.3389/fped.2020.00198

Neethling, W. M., Hodge, A. J., Clode, P., & Glancy, R. (2006). A multi-step approach in anti-calcification of glutaraldehyde-preserved bovine pericardium. *J Cardiovasc Surg (Torino)*, *47*(6), 711-718.

Neethling, W. M., Strange, G., Firth, L., & Smit, F. E. (2013). Evaluation of a tissue-engineered bovine pericardial patch in paediatric patients with congenital cardiac anomalies: initial experience with the ADAPT-treated CardioCel(R) patch. *Interact Cardiovasc Thorac Surg*, *17*(4), 698-702. https://doi.org/10.1093/icvts/ivt268

Nordmeyer, S., Kretzschmar, J., Murin, P., Cho, M. Y., Foth, R., Schlichting, U., Berger, F., Ovroutski, S., Photiadis, J., & Sigler, M. (2019). ADAPT-treated pericardium for aortic valve reconstruction in congenital heart disease: histological analysis of a series of human explants. *Eur J Cardiothorac Surg*, *56*(6), 1170-1177. https://doi.org/10.1093/ejcts/ezz228

Nordmeyer, S., Murin, P., Schulz, A., Danne, F., Nordmeyer, J., Kretzschmar, J., Sumbadze, D., Schmitt, K. R. L., Miera, O., Cho, M. Y., Sinzobahamvya, N.,

Berger, F., Ovroutski, S., & Photiadis, J. (2018). Results of aortic valve repair using decellularized bovine pericardium in congenital surgery. *Eur J Cardiothorac Surg*, *54*(6), 986-992. https://doi.org/10.1093/ejcts/ezy181

Pang, K. J., Meng, H., Hu, S. S., Wang, H., Hsi, D., Hua, Z. D., Pan, X. B., & Li, S. J. (2017). Echocardiographic Classification and Surgical Approaches to Double-Outlet Right Ventricle for Great Arteries Arising Almost Exclusively from the Right Ventricle. *Tex Heart Inst J*, *44*(4), 245-251. https://doi.org/10.14503/thij-16-5759

Pavy, C., Michielon, G., Robertus, J. L., Lacour-Gayet, F., & Ghez, O. (2018). Initial 2-year results of CardioCel® patch implantation in children. *Interact Cardiovasc Thorac Surg*, *26*(3), 448-453. https://doi.org/10.1093/icvts/ivx295

Pok, S., & Jacot, J. G. (2011). Biomaterials Advances in Patches for Congenital Heart Defect Repair. *Journal of Cardiovascular Translational Research*, *4*(5), 646-654. https://doi.org/10.1007/s12265-011-9289-8

Rao, P. S. (2007). Percutaneous balloon pulmonary valvuloplasty: state of the art. *Catheter Cardiovasc Interv*, *69*(5), 747-763. https://doi.org/10.1002/ccd.20982

Rathgeber, S., Auld, B., Duncombe, S., Hosking, M. C. K., & Harris, K. C. (2017). Outcomes of Radiofrequency Perforation for Pulmonary Atresia and Intact Ventricular Septum: A Single-Centre Experience. *Pediatric Cardiology*, *38*(1), 170-175. https://doi.org/10.1007/s00246-016-1498-0

Reddy, V. M., Liddicoat, J. R., McElhinney, D. B., Brook, M. M., Stanger, P., & Hanley, F. L. (1995). Routine primary repair of tetralogy of Fallot in neonates and infants less than three months of age. *Ann Thorac Surg*, *60*(6 Suppl), S592-596. https://doi.org/10.1016/0003-4975(95)00732-6

Romano, M. M. D., Furtado, R. G., Dias, C. G. F., Jurca, M., Almeida-Filho, O. C., & Maciel, B. C. (2007). Double-chambered right ventricle in an adult patient diagnosed by transthoracic echocardiography. *Cardiovascular ultrasound*, *5*, 2-2. https://doi.org/10.1186/1476-7120-5-2

Rosenthal, A., Gross, R. E., & Pasternac, A. (1972). Aneurysms of right ventricular outflow patches. *J Thorac Cardiovasc Surg*, *63*(5), 735-740.

Sana, M. K., & Ahmed, Z. (2020). Pulmonary Atresia With Ventricular Septal Defect. In *StatPearls*. StatPearls Publishing

Copyright © 2020, StatPearls Publishing LLC.

Saremi, F., Ho, S. Y., Cabrera, J. A., & Sanchez-Quintana, D. (2013). Right ventricular outflow tract imaging with CT and MRI: Part 1, Morphology. *AJR Am J Roentgenol*, *200*(1), W39-50. https://doi.org/10.2214/AJR.12.9333

Scavo, V. A., Jr., Turrentine, M. W., Aufiero, T. X., Sun, K., Binford, R., Carlos, G., & Brown, J. W. (1998). Monocusp valve and transannular patch reconstruction of the right ventricular outflow tract: an experimental study. *Asaio j*, *44*(5), M480-485. https://doi.org/10.1097/00002480-199809000-00032

Schmidt, C. E., & Baier, J. M. (2000). Acellular vascular tissues: natural biomaterials for tissue repair and tissue engineering. *Biomaterials*, *21*(22), 2215-2231. https://doi.org/10.1016/s0142-9612(00)00148-4

Schoen, F. J., & Levy, R. J. (2005). Calcification of tissue heart valve substitutes: progress toward understanding and prevention. *Ann Thorac Surg*, *79*(3), 1072-1080. https://doi.org/10.1016/j.athoracsur.2004.06.033

Snellen, H. A., Hartman, H., Buis-Liem, T. N., Kole, E. H., & Rohmer, J. (1968). Pulmonic stenosis. *Circulation*, *38*(1 Suppl), 93-101. https://doi.org/10.1161/01.cir.38.1s5.v-93

Strange, G., Brizard, C., Karl, T. R., & Neethling, L. (2015). An evaluation of Admedus' tissue engineering process-treated (ADAPT) bovine pericardium patch (CardioCel) for the repair of cardiac and vascular defects. *Expert Rev Med Devices*, *12*(2), 135-141. https://doi.org/10.1586/17434440.2015.985651

Talwar, S., Das, A., Siddarth, B., Choudhary, S. K., & Airan, B. (2019). Patch materials for right ventricular outflow reconstruction: past, present, and future. *Indian journal of thoracic and cardiovascular surgery*, *35*(1), 41-50. https://doi.org/10.1007/s12055-017-0621-z

Talwar, S., Selvam, M., Rajashekar, P., Ramakrishnan, S., Choudhary, S., & Airan, B. (2016). Polytetrafluoroethylene patch versus autologous pericardial patch for right ventricular outflow tract reconstruction. *Journal of the Practice of Cardiovascular Sciences*, *2*, 175. https://doi.org/10.4103/2395-5414.201372

Tchervenkov, C. I., & Roy, N. (2000). Congenital Heart Surgery Nomenclature and Database Project: pulmonary atresia--ventricular septal defect. *Ann Thorac Surg*, *69*(4 Suppl), S97-105. https://doi.org/10.1016/s0003-4975(99)01285-0

van der Ven, J. P. G., van den Bosch, E., Bogers, A., & Helbing, W. A. (2019). Current outcomes and treatment of tetralogy of Fallot. *F1000Res*, *8*. https://doi.org/10.12688/f1000research.17174.1

Van Praagh, R. (1987). Truncus arteriosus: what is it really and how should it be classified? *Eur J Cardiothorac Surg*, *1*(2), 65-70. https://doi.org/10.1016/1010-7940(87)90014-5

Vida, V. L., Rito, M. L., Zucchetta, F., Biffanti, R., Padalino, M. A., Milanesi, O., & Stellin, G. (2013). Pulmonary artery branch stenosis in patients with congenital heart disease. *J Card Surg*, *28*(4), 439-445. https://doi.org/10.1111/jocs.12121

Vitanova, K., Cleuziou, J., Hörer, J., Kasnar-Samprec, J., Vogt, M., Schreiber, C., & Lange, R. (2014). Which type of conduit to choose for right ventricular outflow tract reconstruction in patients below 1 year of age?†. *Eur J Cardiothorac Surg*, *46*(6), 961-966; discussion 966. https://doi.org/10.1093/ejcts/ezu080

Warnes, C. A., Williams, R. G., Bashore, T. M., Child, J. S., Connolly, H. M., Dearani, J. A., del Nido, P., Fasules, J. W., Graham, T. P., Jr., Hijazi, Z. M., Hunt, S. A., King, M. E., Landzberg, M. J., Miner, P. D., Radford, M. J., Walsh, E. P., & Webb, G. D. (2008). ACC/AHA 2008 Guidelines for the Management of Adults with Congenital Heart Disease: a report of the American College of Cardiology/American Heart Association Task Force on Practice Guidelines (writing committee to develop guidelines on the management of adults with congenital heart disease). *Circulation*, *118*(23), e714-833. https://doi.org/10.1161/circulationaha.108.190690

Wengerter, K., & Dardik, H. (1999). Biological vascular grafts. *Semin Vasc Surg*, *12*(1),

46-51.

Yamamoto, Y., & Yamagishi, M. (2014). [Right ventricular outflow tract reconstruction]. *Kyobu Geka*, *67*(1), 65-77.

Ziemer, G., Haverich, Axel. (2010). *Herzchirurgie* (Vol. 3). Springer. https://doi.org/10.1007/978-3-540-79713-5